W0264516

LES MUDRAS

LE YOGA AU BOUT DES DOIGTS

Du même auteur, chez le même éditeur

– Mudras de bien-être

Illustrations de Ito Joyoatmojo

© 1998 par Verlag Hermann Bauer.

© *Le Courrier du Livre*, 2000, 2002, 2004, 2006
pour la traduction française.

Tous droits de reproduction, traduction ou adaptation
réservés pour tous pays.

ISBN : 2-7029-0400-9

Gertrud Hirschi

Les Mudras

Le Yoga au bout des doigts

Quatrième édition

traduit de l'allemand par Anne Charrière

Le Courrier du Livre
21, rue de Seine
75006 Paris

Remerciements

Un travail comme le livre que voici ne se réalise jamais seul. Pour pouvoir écrire cet ouvrage, il m'a fallu le concours d'un grand nombre de personnes. D'une part, il s'agissait d'acquérir assez de savoir et de connaissances sur les mudras eux-mêmes ; et d'autre part, d'explorer leurs effets. Nombreux ont été ceux qui m'ont aidée dans cette entreprise, et je les en remercie de tout cœur. Quand j'ai commencé mes investigations, j'ai, en l'espace de quelques mois, fait «comme par hasard» la connaissance de personnes qui appliquaient déjà les mudras depuis des années, qui exploraient la question soit de manière scientifique, soit sur le plan pratique, et qui généreusement ont offert de partager leurs connaissances avec moi. Je remercie du fond du cœur tous ceux qui m'ont accompagnée dans mes recherches et mes essais sur les mudras : un merci chaleureux à Kim da Silva pour m'avoir permis d'utiliser certains de ses mudras qui m'ont aidée personnellement. Je le remercie aussi pour ses suggestions et les informations complémentaires qu'il m'a données. Je remercie Elisabeth Steudler pour ses recettes de «bonnes herbes». Son savoir, son enthousiasme et son amour pour les plantes ont ouvert et réchauffé mon cœur. Je remercie aussi Ito Joyoatmojo qui a dessiné plus de cent mains. Un grand merci aussi à Erika Schuler-Konietzny qui, avec sa manière vivante et rafraîchissante, avec son savoir-faire et sa cordialité, a mis la dernière main au manuscrit. Pour finir, je voudrais aussi remercier l'éditeur Hermann Bauer pour la parution de ce livre.

Table des matières

Deviens ce que tu n'es pas encore.
Reste ce que tu es déjà.
Dans ce devenir et ce rester,
réside tout ce qu'il y a de beau sur terre.
Franz Grillparzer

Chère lectrice, cher lecteur !

Avec ce livre, je voudrais remettre entre vos mains un outil pratique qui vous aide, vous et vos proches, et aussi des personnes qui sont peut-être alitées, à guérir – ou du moins à rendre plus supportables vos plus ou moins grands maux. Ceci est mon quatrième livre – et quatre est le nombre du calme, de la stabilité et de l'ordre. C'est pourquoi mon intention avait été, à l'origine, de composer un livre sur le calme et la méditation dans notre monde si bruyant. Dans mon troisième livre, *Lust auf Yoga* (envie de Yoga), j'ai déjà présenté quelques mudras, c'est-à-dire quelques positions des mains et des doigts pour aider à une méditation plus profonde. Ce précédent incita l'éditeur à me demander d'écrire un livre sur les mudras. Or, cette proposition allait tout à fait dans le sens de mes projets, parce qu'un mudra représente en soi le calme – le silence – la paix.

J'ose affirmer que la plupart des maladies, qu'elles soient d'ordre physique ou psychique, procèdent d'un manque de calme intérieur et extérieur ou d'un excès de tensions et de soucis. Comme je ne connais moi-même que trop bien cet état d'agitation extérieure et intérieure, et que j'ai développé à l'aide des mudras quelques stratégies pour y remédier, je peux me considérer aujourd'hui comme heureuse et en bonne santé d'un point de vue physique, mais aussi psychique et spirituel. L'utilisation des mudras est pour moi un plaisir particulier parce que les moyens à mettre en œuvre pour exécuter un mudra sont très simples. Les mudras peuvent être pratiqués presque partout et toujours.

Malgré toute l'agitation qui domine souvent notre vie, nous sommes constamment contraints d'observer des périodes de repos. Or, les périodes de repos sont généralement aussi des périodes d'attente. Qu'en faisons-nous ? Quelle est notre humeur quand nous restons bloqués dans un embouteillage, quand nous sommes condamnés à une queue interminable devant un guichet, quand le train part sous notre nez, quand nous nous tournons les pouces devant notre PC, quand nous sommes condamnés au lit par une mauvaise grippe ou une fracture de la jambe, ou quand le repas est prêt et que nous devons attendre que toute la famille soit réunie autour de la table ? Ce peuvent être des moments d'irritation, de déchirement intérieur, de frustration (autrefois je haïssais ces temps «morts»). Ou ce pourront être, au contraire, des moments de régénération et de recueillement.

Aujourd'hui, les moments d'attente qui me sont imposés de l'extérieur ou de l'intérieur me sont devenus très précieux. Ce sont des pauses que je peux mettre à profit pour acquérir de nouvelles connaissances, me créer de nouvelles perspectives ou prendre de nouvelles résolutions. Le yoga emploie la merveilleuse image du *lac* pour décrire les processus intérieurs et leurs effets. Dans la pensée quotidienne, le penser et le sentiment sont constamment en mouvement, et ces mouvements peuvent être comparés aux vagues à la surface d'un lac. L'air (l'esprit) met l'eau (le sentiment) en mouvement. Si un vent se lève, il forme des vagues. Si l'on regarde une eau agitée, tout est trouble, son propre visage et l'environnement apparaissent déformés et le soleil (symbole du divin) est caché par des nuages (pensées agitées et soucieuses). Si le lac est calme, on en voit le fond, et tout ce qui s'y reflète est clair et beau, et le soleil se voit de nouveau.

La meilleure manière d'accéder à ce calme intérieur et d'en tirer le plus grand profit est pour moi d'utiliser les mudras en lien avec des *exercices de respiration*, de *visualisation* et d'*affirmation positive*. C'est pourquoi la plus grande importance est accordée dans mon livre à combiner ces trois approches.

Comme je m'occupais aussi depuis un certain temps d'alimentation (cela me permet de tenir en échec mon asthme et mes allergies) et de phytothérapie, et que je sais aujourd'hui combien notre santé en dépend, j'ai aussi ajouté ces deux dimensions à mon travail. Je ne voudrais cependant pas donner une présentation trop doctrinaire de l'alimentation (cela n'est pas nécessaire), mais la présenter comme un plaisir, car je ne me refuserai jamais ma fine feuille de chocolat quotidienne en accompagnement d'une tasse de café express. (Voir annexe A) En ce qui concerne la phytothérapie, j'indique pour la plupart des mudras une ou deux plantes que j'ai sélectionnées avec l'aide d'une herboriste expérimentée, Lisbeth Steudler. Elle a, dans ce domaine, de vastes connaissances, et sait aussi appliquer son savoir à la réalité, ce qui se voit à sa santé et à sa vitalité éclatantes, ainsi qu'au fait qu'elle paraît 15 ans plus jeune que son âge. Nous avons volontairement renoncé à proposer des recettes explicites de tisanes car les préparations à base de plantes existent aussi sous forme de teintures, de pilules, de gouttes, de pommades, d'essences ou de formules homéopathiques. Vous trouverez à l'Annexe B des précisions sur la question.

J'ai eu une joie particulière à écrire ce livre en me disant qu'il concernait aussi des personnes malades, condamnées à garder le lit ou des personnes qui n'ont plus la force d'exécuter les exercices de yoga. Il y a quelques années, l'asthme m'avait imposé un si grand état de faiblesse que j'avais les larmes aux yeux à la seule idée d'avoir à soulever une tasse. Je sais ce que c'est que d'être physiquement et psychiquement affaibli. Beaucoup de souffrances physiques et psychiques m'auraient été épargnées si j'avais connu à l'époque un livre de ce type. C'est pourquoi j'ai toujours particulièrement à cœur de ne pas seulement évoquer ce qui concerne le corps mais de tenir compte aussi de l'état mental et psychique de la personne.

Si vous voulez, pour commencer, vous informer sur la signification des mudras et sur la façon dont ils agissent, suivez la lecture dans l'ordre des chapitres. Mais si vous voulez passer directement à la pratique, commencez à la page 21. Vous pouvez lire ce livre à fond ou ne commencer que par le chapitre « Mudras pour le corps, l'esprit et l'âme » et choisir ensuite le mudra qui vous convient. Chaque mudra est décrit avec précision, de sorte qu'il n'y a pas besoin de connaissances particulières pour l'aborder. Si vous cherchez certains mudras dans un but précis, par exemple contre des maux de tête, vous trouverez ce terme dans l'index des mots clés qui vous renverra aux mudras correspondants.

Une chose est importante à noter : même s'il est question ici de thérapie, ce livre **ne remplace en aucune manière votre médecin**. Procédez comme moi : faites diagnostiquer votre trouble par le médecin, et tentez ensuite d'y remédier par des moyens naturels. Si leur effet est insuffisant, il faudra recourir à des munitions plus fortes, que le médecin vous prescrira volontiers. Aujourd'hui, la plupart des médecins sont prêts à discuter avec un patient responsable. Lorsqu'il y a deux ans, j'ai soigné ma pneumonie à l'aide de compresses à la pomme de terre et d'inhalations de thym, le médecin a fini par s'intéresser de plus près à **mes** méthodes. « Je vous félicite pour votre guérison. Mais combien de personnes sont encore prêtes, de nos jours, à souffrir volontairement et en ont la patience ? » s'interrogeait-il d'un air dubitatif.

Je vous souhaite beaucoup de plaisir à la lecture de ces chapitres, et beaucoup de courage et de patience dans vos expérimentations avec les mudras et les remèdes auxiliaires de la pharmacopée du «bon Dieu». Je suis convaincue que vous serez enchanté du résultat.

Votre

Notre savoir est une goutte d'eau
Notre ignorance un océan.
Isaac Newton

Qu'est-ce qu'un mudra ?

Le mudra est une notion qui recouvre une multitude de sens. Elle peut désigner un geste, une posture mystique des mains, un sceau ou encore un symbole. Mais il existe aussi des mouvements d'yeux, des attitudes corporelles et des techniques respiratoires qui sont appelés mudras. Ces postures symboliques des doigts, des yeux ou du corps permettent de représenter d'une manière imagée certains processus ou états de conscience. Inversement, il est possible, en adoptant certaines attitudes, de parvenir aux états de conscience qu'elles symbolisent. Qu'est-ce que cela signifie concrètement ? Celui qui exécute par exemple régulièrement avec ardeur le geste de l'intrépidité que l'on voit souvent sur les représentations de divinités indiennes, se libère lui-même avec le temps de sa craintivité. Les mudras s'adressent donc à des régions précises de notre cerveau et de notre psychisme, et exercent une influence en conséquence. Mais ils agissent aussi sur le plan corporel. Vous en apprendrez le processus dans le chapitre « À quoi est dû l'effet des mudras ? ». En courbant, croisant, tendant ou faisant se toucher nos doigts, nous pouvons donc interpeller et influencer avec efficacité notre corps et notre esprit. N'est-ce pas merveilleux ?

Le Hatha-yoga[1]* fait état de 25 mudras, auxquels s'ajoutent des positions des yeux et du corps (*asanas*) et des contractions (*bandhas*). J'en présenterai quelques unes, mais brièvement, pour donner la plus grande place, dans ce livre, aux mudras des

* La numérotation en exposant renvoie aux notes figurant à la fin de ce livre.

mains. C'est surtout dans le yoga de la Kundalini[2] que l'on utilise les mudras des doigts en lien avec une posture, pour en renforcer l'effet. L'expert en kundalini, Lothar-Rüdiger Lütke, dit à ce propos : «Le yoga de la kundalini part du principe que chaque zone de la main est une zone réflexe correspondant à une partie du corps et du cerveau. De cette manière, nos mains deviennent un miroir du corps et de l'esprit.»[3]

Lorsque je méditai récemment sur la notion de «mudra», le symbole du sceau m'est apparu avec une force particulière. Nous aussi, nous utilisons souvent inconsciemment un certain geste pour sceller, par exemple, un accord conclu avec quelqu'un ou même avec la conscience cosmique, ou pour donner un poids particulier à une décision. De la même manière, nous pouvons aussi sceller quelque chose avec nos forces intérieures : nous pouvons conclure un traité avec nous-même. Un sceau protège aussi toujours ce qu'il y a de mystérieux. Je ne crois pas que nous comprendrons jamais entièrement l'essence d'un mudra. Car là où il y a du mystère, on touche au divin – de sorte que chaque mudra nous apporte aussi en fin de compte une liaison spéciale avec la conscience cosmique (ou ce qu'on appelle le divin). C'est cette symbolique que revêt de manière explicite le mudra le plus connu, appelé mudra Chin.

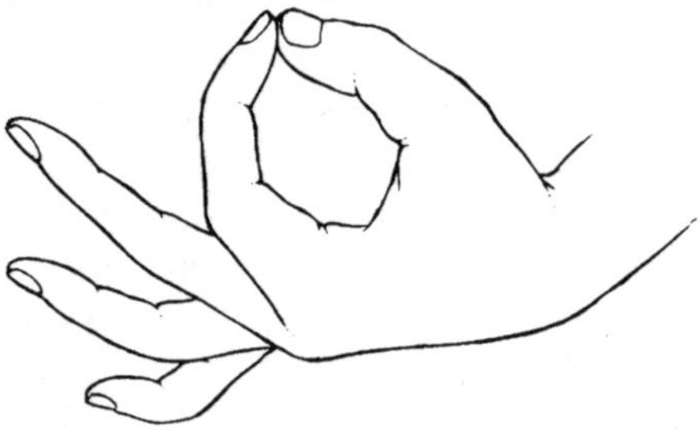

Le pouce est le symbole de l'élément cosmique (divin) et l'index de la conscience individuelle (humaine). Le but ultime, ou premier, du yoga, est l'unité de l'homme avec la conscience cosmique. Ce geste permet à l'homme d'exprimer son désir, son aspiration profonde. Il est intéressant de noter que ces deux doigts appartiennent, dans la doctrine chinoise des cinq éléments (voir Annexe C), à l'élément métal. Or le métal est le matériau le plus conducteur – et il est conducteur d'énergie. D'après la doctrine des cinq éléments, l'élément métal représente aussi la liaison avec le monde cosmique. Dans cet élément habitent l'inspiration et l'intuition, l'index représentant l'inspiration (l'énergie de l'extérieur) et le pouce l'intuition (l'énergie intérieure). Dans ce geste, l'intuition et l'inspiration forment un tout en soi, les forces du microcosme et du macrocosme sont réunies et se fécondent mutuellement.

En approfondissant suffisamment les doctrines anciennes, ou en progressant jusqu'à leur sens le plus élevé, on finit donc toujours par boucler la boucle.

La vie ne peut être comprise que par le regard que l'on jette sur son propre passé et elle ne peut être vécue que par le regard que l'on jette sur son avenir.
Sören Kierkegaard

Origine des mudras

L'origine des mudras remonte à la nuit des temps. Les mudras n'existent pas seulement en Asie – comme beaucoup le pensent – mais dans le monde entier. Nos ancêtres connaissaient sûrement déjà certains gestes par lesquels ils soulignaient ou scellaient ce qu'ils pensaient et disaient. Avec la christianisation des peuples nordiques, beaucoup de ces gestes ont tout d'abord été interdits, comme l'invocation des dieux, les bras levés au ciel. Par la suite, certains de ces gestes ont été réintégrés dans l'enseignement chrétien. Considérons les différents gestes qu'exécute un prêtre en disant la messe. Cela nous donnera peut-être une idée de la manière dont s'exprimaient les peuples au temps jadis. Mais notre quotidien est lui aussi rempli de gestes dont l'origine n'est plus connue que de quelques uns, comme croiser les doigts pour conjurer le sort, frapper des mains pour applaudir, se serrer la main pour se saluer, fermer le poing ou se tapoter la tempe.

En Inde, les mudras sont une composante importante de tout acte religieux. Dans la représentation des divinités hindoues, les différents mudras et hastas (posture des bras) revêtent une signification profonde. Ils constituent, avec les attributs et les postures de la divinité, ses caractéristiques essentielles. À la position mystique des mains de la divinité, l'orant reconnaît le pouvoir, les qualités et le trait de caractère particuliers qui lui sont attribués. Les mudras les plus connus des principales divinités Brahma (le créateur), Vishnu (le conservateur) et Shiva (le destructeur) sont ceux des numéros 41, 42, 43, 46, 47 et 48.

Tout aussi connus sont les mudras de la danse indienne, où se joue, ou plutôt se danse, avec les mains, les yeux et le corps tout entier, des drames complets sans que soit prononcé un seul mot. La spécialiste des mudras, Ingrid Ramm-Bonwitt, décrit cela avec des mots merveilleux : «Les mains sont les porteurs de symboles importants que tout le monde comprend encore aujourd'hui, partout en Orient. Avec ses mains, le danseur indien exprime la vie de l'univers entier. Par la multiplicité des sens et des interprétations possibles, la riche symbolique de la gestuelle de la danse prend pour l'esprit une signification plus grande que ne le peut la parole... La signification spirituelle des mudras a trouvé son expression pleine et entière dans l'art indien. Les gestes donnés aux divinités dans l'art hindou et bouddhiste... symbolisent leurs fonctions ou rappellent certains faits mythologiques.»[4]

Les mudras sont également pratiqués dans les rituels tantriques[5]. Ici, le fidèle témoigne à la divinité son empressement et son amour, dans le but de réaliser en lui les qualités de la divinité vénérée.

Dans le bouddhisme aussi, les mudras jouent un rôle important, et dans tous les pays où cette religion s'est répandue, on connaît d'innombrables mudras. Sur les représentations du Bouddha Gautama, on observe plus particulièrement six mudras, qui sont étroitement en lien avec son enseignement et sa vie (n°41, 43, 46, 47, 48 et 49).

Comme nous l'avons déjà mentionné, le hatha-yoga a lui aussi ses mudras. Les yogis savaient depuis longtemps comment de nombreux états d'âme tels que la tristesse, la joie, la colère, la placidité, etc. s'expriment dans les gestes et les attitudes du corps et comment, inversement, la psyché peut être influencée positivement par certains gestes.

Comme nous le voyons, l'origine des mudras se perd dans la nuit des temps – et nous retombons une fois de plus sur l'insaisissable et le mystère.

Attendre et espérer sont deux piliers
de la sagesse humaine
Francesco Dominco Guerrazzi

Quand, où et comment pratiquer les mudras ?

Comment s'exerce-t-on à la pratique des mudras ?

Cela est tout simple : donnez à votre main la forme indiquée et placez les doigts comme sur l'image. **La pression des doigts est légère et délicate, et les mains sont détendues**. Mais peut-être cela ne vous paraît-il pas si facile pour certains mudras : les doigts n'obéissent pas, les mains glissent facilement ou se fatiguent vite. La mobilité des mains est en rapport avec la mobilité du corps. Si nous sommes tendus en un endroit particulier du corps, cette tension se manifeste à l'endroit correspondant dans les mains. Même l'âge d'une personne peut être déterminé à l'écartement de ses doigts – c'est du moins ce qu'affirment certains guérisseurs chinois. Mon corps et mes mains sont devenus très souples à force de pratiquer le yoga depuis des années, mais je ne peux exécuter que d'une seule main le mudra contre les maux de dos dont j'ai précisément le plus besoin, parce que je dois tenir les doigts en position à l'aide de l'autre main. Pour vous aussi, peut-être, certains mudras seront impossibles à effectuer avec les deux mains, comme cela est indiqué. Alors ne les faites tout d'abord qu'avec une seule main. Si les doigts qui doivent être tendus se recourbent d'eux-mêmes, appuyez-les tout simplement sur vos cuisses ou sur toute autre surface d'appui. Avec le temps, la tension des doigts ou de la main disparaît, et avec elle, celle du dos.

Faites le mudra aussi bien que possible et l'effet se fera ressentir dans tous les cas. Cela vous demandera sans doute un effort au début pour maintenir les doigts tendus. Dès que les doigts se fatiguent, relâchez. Je suis certaine qu'avec le temps, vous ressentirez davantage de force dans les mains, elles deviendront plus souples et un jour vous parviendrez à pratiquer avec les deux. D'une manière générale, vous vous sentirez aussi plus frais, plus mobile et rajeuni.

Même si vous êtes devenu plus mobile et plus fort, exercez toujours les doigts avec précaution et douceur. Un mudra, quelle que soit sa finalité, doit toujours être aussi un geste sacré.

Les mudras peuvent être pratiqués en position assise, couchée, debout ou en marchant. Veillez à ce que votre attitude corporelle soit symétrique, centrée et aussi détendue et relâchée que possible. Si vous êtes **assis** sur une chaise, il faut que votre dos soit aussi droit que possible et que vos pieds soient bien en contact avec le sol. Si vous êtes couché, la position sur le dos est évidemment la plus appropriée. En cas d'alitement prolongé, glissez un petit coussin sous la tête pour soulager la nuque et un autre sous le creux du genou ou la cuisse. L'important est d'être détendu, d'avoir tous les muscles relâchés, car chaque tension entrave aussi la circulation de l'énergie à l'intérieur du corps et avec les mudras, nous voulons parvenir à faire circuler quelque chose à nouveau. Si vous marchez, choisissez une démarche régulière, calme et rythmée. Si vous restez en position debout, écartez les jambes de la largeur des hanches. Les genoux sont souples et la pointe des pieds est orientée vers l'avant.

Si vous avez un peu de temps, vous pouvez bien sûr aussi exécuter le mudra en position de méditation – il peut alors se prolonger en une méditation. Dans ce cas, les règles de base suivantes s'appliquent :

- vous êtes assis sur un coussin stable, le bassin redressé et la colonne vertébrale bien droite. Les deux genoux reposent à plat sur le sol (au besoin, soutenir le genou inférieur à l'aide d'un coussin jusqu'à ce qu'il soit à la même hauteur que l'autre)
- les mains reposent souplement sur les cuisses
- les épaules retombent détendues vers l'arrière, la poitrine est ouverte, dégagée

- le menton est un peu en retrait et la nuque est allongée et souple
- la respiration est régulière, lente, fluide et fine
- ne terminez jamais une méditation abruptement mais toujours en vous étirant vigoureusement

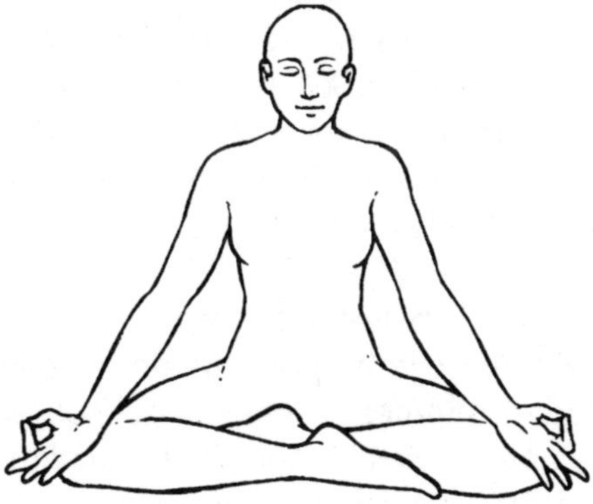

Vous pouvez aussi exécuter un mudra en pensant à autre chose. Mais j'ai constaté que l'effet est plus rapide et renforcé lorsqu'on adopte en même temps une attitude méditative, que l'on sent ce qui se passe dans les mains et que l'on observe la respiration. Observer le flux normal de la respiration ou influencer et diriger la respiration est une aide très importante. La manière dont cela fonctionne est expliqué en lien avec les différents mudras. Et pour que cela ne devienne jamais une simple routine, il est toujours possible d'utiliser des visualisations et des affirmations positives. Celles-ci renforcent l'effet des mudras. Dans certains exercices, je ne suis plus très sûre ce qui agit le plus, les mudras, la technique respiratoire, la visualisation ou l'affirmation positive. Mais qu'importe, l'objectif est atteint – cela me fait du bien, je suis heureuse – cela me suffit !

Où et quand peut-on pratiquer les mudras ?

Les mudras peuvent en fait se pratiquer en tout temps et en tout lieu. Certains auteurs modernes estiment que l'on peut aussi bien les pratiquer dans les embouteillages, devant la télévision ou dans un moment d'attente. Je ne partage pas tout à fait cet avis. Les raisons en sont les suivantes : les mudras devraient être pratiqués dans un état méditatif, calme et égal. Qui me garantit que vous n'êtes pas irrité ou tendu dans un embouteillage parce que vous n'avancez pas ; ou que vous n'êtes pas en train de vous distraire de vos «déclarations d'impôts» en regardant à la télévision un film redoutable de la série X ou un débat passionné ?

Je vous convie à un test intéressant : posez l'une contre l'autre les extrémités de votre pouce et de votre index et pensez pendant quelques minutes à quelque chose de merveilleux (merveille de la nature, victoire sportive, sexualité, etc.) – ce que vous voulez, pourvu que cela vous transporte au septième ciel. A présent, essayez de sentir l'énergie qui circule de l'index vers le pouce. Ça y est ? Et maintenant recommencez mais en vous imaginant quelque chose de triste. Sentez de nouveau l'énergie qui circule dans vos doigts. Percevez-vous une différence ? Vous avez certainement constaté une atténuation de l'énergie la deuxième fois.

Cette petite expérience montre combien il est important de pratiquer les mudras dans une atmosphère propice et dans de bonnes dispositions intérieures. Nos sentiments et nos pensées influent sur nos champs énergétiques et sur la circulation de nos énergies d'une manière négative ou positive, même si nous n'en avons absolument pas conscience. Il n'y a pas là matière à plaisanter. Comme je l'expliquerai un peu plus loin, le travail avec les mudras vise à aborder ces champs énergétiques dans un sens positif. C'est pourquoi le ton fondamental de notre état d'esprit du moment et de la situation dans laquelle nous nous trouvons est si important. Il existe aussi des mudras et des exercices de respiration pour cultiver le calme, la patience et l'égalité d'humeur. On peut les pratiquer pour entrer dans ces états. Ainsi pouvons-nous, dans un embouteillage, une queue ou un train, d'abord installer le calme en nous, avant de pratiquer les mudras proprement dits.

Si l'on veut pratiquer un mudra en regardant la télévision ou en écoutant la radio, un autre point doit être pris en compte : le temps que nous consacrons à faire un mudra devrait toujours être aussi un temps de recueillement. La télévision ou la radio ne s'y prêtent guère, à moins qu'ils ne diffusent une émission ou une musique particulière qui détend plus qu'elle n'agite. Si nous planifions nos journées de façon à ne pas avoir trois minutes consécutives de calme, parce que du matin quand nous nous levons au soir quand nous nous couchons la télévision ou la radio sont constamment en marche, alors les mudras ne peuvent pas avoir de place dans notre vie.

Les mudras s'exercent pratiquement en tout lieu et à tout moment, pourvu que nous puissions nous retirer en nous-même. Cela n'est pas si difficile que l'on croit et peut s'apprendre, comme tout le reste. Il y va de notre santé – nous avons besoin chaque jour de quelques minutes de silence. L'important n'est pas la durée de ce moment mais la qualité du silence. Ces instants de silence peuvent devenir les plus précieux de notre journée : et comme le sel de la pâte donne le goût au pain, c'est le silence qui donne à notre vie sa véritable saveur.

Des moments propices pour la pratique des mudras sont les quelques minutes qui précèdent le lever, l'endormissement ou les repas. Ils peuvent aussi se pratiquer quand on marche (il faudrait faire quelques pas tous les jours, cela aussi peut-être planifié), dans les transports en commun ou dans les pauses au travail.

Il ne faudrait pas, toutefois, choisir ses mudras au hasard. N'en sélectionnez pas plus de trois à la fois. Pratiquez-les d'après un planning précis en prévoyant à quelle heure, combien de temps, avec quelle fréquence vous voulez les exécuter chaque jour. Ou décidez d'en remplir les temps d'attentes habituels et imprévus. Ne pratiquez que ces quelques mudras pendant plusieurs jours. L'effet peut se manifester tout de suite, surtout pour des troubles aigus ou des fluctuations d'humeur. Mais il se peut aussi que l'effet espéré n'intervienne qu'au bout de quelques jours. En cas de douleurs chroniques, il faut généralement compter quelques semaines, voire des mois avant qu'une amélioration ne se fasse sentir. Le seul remède alors est la patience, mais celle-ci porte toujours ses fruits parce qu'outre la guérison souhaitée, on aura pu faire, pendant ce temps, beaucoup de nouvelles découvertes et vivre des moments merveilleux. Il faut aussi savoir que quand quelque chose change en nous, notre environnement change en conséquence. Chaque guérison personnelle apporte aussi une guérison dans notre monde. Une affection dans notre corps est toujours aussi en lien avec des pensées ou des sentiments porteurs de maladie. Il faut du temps pour que la guérison s'installe à tous les niveaux. Laissez-vous donc ce temps – pratiquez avec ardeur, tout en restant décontracté et confiant, c'est ainsi que les chances de guérison sont les plus grandes.

Combien de temps tient-on un mudra ?

Les grands maîtres ne sont pas unanimes sur la durée d'un mudra. Keshav Dev[6], un chercheur indien sur les mudras, conseille de tenir chaque jour un mudra pendant 45 minutes. Cela permet, selon lui, de guérir aussi des troubles chroniques. Ces 45 minutes pourraient, si cela n'est pas possible autrement, se fractionner en trois fois 15 minutes. Le kinésiologue Kim da Silva, qui a testé les effets des mudras sur des périodes de temps prolongées, conseille pour chaque mudra une durée spécifique très précise. Lorsqu'on utilise un mudra en complément d'une thérapie ou pour guérir une affection chronique, il est avantageux, à mon avis, de le pratiquer régulièrement tous les jours comme on prend un médicament chaque jour à la même heure et pendant le même temps.

Les mudras utilisés pour des troubles aigus, par exemple des problèmes de respiration ou de circulation, des ballonnements, de l'épuisement ou de l'agitation intérieure, doivent être arrêtés quand ils ont produit leur effet. D'autres se pratiquent pendant 3 à 30 minutes, 2 à 4 fois par jour. L'idéal est d'utiliser un chronomètre. Les indications de durée que je donne pour chaque mudra sont des propositions et non des lois. Vous remarquerez aussi que vos mains, et surtout vos doigts deviennent de plus en plus sensibles et qu'avec un peu d'entraînement, le mudra s'exécutera beaucoup plus rapidement. Si, au début, vous avez besoin de 5 minutes avant de sentir l'effet d'un mudra, il ne vous faudra plus, avec le temps, que 10 respirations. Ce sont des expériences merveilleuses ! Mais si vous êtes alité vous pouvez vous accorder tout le temps que vous souhaitez. Laissez encore longtemps agir en vous les visualisations et les affirmations positives. Ainsi, vous pourrez aussi utiliser ce temps d'alitement pour votre bien – pour la guérison à la fois du corps, de l'esprit et de l'âme.

L'effet d'un mudra peut être immédiat ou apparaître après un certain temps. Vous éprouvez alors un sentiment de chaleur ; les malaises et les douleurs disparaissent, le cœur devient plus léger et l'esprit plus clair. Mais il peut aussi tout d'abord se passer le contraire : vous devenez fatigué, vous frissonnez et avez froid. Cela aussi est le signe d'une réaction positive.

Les choses ne sont jamais comme elles sont.
Elles sont toujours ce qu'on en fait.
Jean

Respiration, visualisations et affirmations positives en synergie avec les mudras

Respiration

La respiration peut considérablement renforcer l'effet d'un mudra. C'est pourquoi il est très important de savoir ce qu'elle provoque. Si vous comprenez les principes suivants, vous pourrez vous-même influer sur l'effet d'un mudra en fonction de vos propres besoins.

- Veillez à ce que la position du corps soit symétrique et tenez les bras à quelques centimètres du corps. Cette seule attitude déjà apporte un équilibre et une harmonie intérieurs et régule l'activité du système nerveux et des glandes hormonales.
- Pendant une expiration profonde nous exhalons non seulement du gaz carbonique mais aussi des énergies consommées à un niveau plus subtil. C'est pourquoi commencez toujours par expirer fortement plusieurs fois de suite au début d'un mudra. Faites de la place pour ce que vous voulez recevoir.
- **Prolongez toujours de quelques secondes la petite pause qui s'installe après chaque inspiration et après chaque expiration**. C'est le plus important pendant le processus de respiration. Pendant ces pauses, les forces intérieures se construisent à tous les niveaux.
- Quand vous pratiquez un mudra pour *calmer* l'agitation, *ralentissez l'expiration*.

- Si vous pratiquez un mudra pour vous *rafraîchir, renforcez l'inspiration*.
- La qualité de la respiration est optimale lorsqu'elle est **lente, profonde, rythmée, fluide et légère**.

Au début d'une méditation sur un mudra, expirez quelques fois avec force puis laissez la respiration devenir plus profonde et plus lente.

Vous avez à présent trois possibilités :

Premièrement : vous êtes attentif à ce que vous pouvez sentir au niveau de vos mains et de vos doigts et percevez la légère pression au point où ils se touchent.

Deuxièmement : vous pouvez presser un peu plus fortement l'une contre l'autre les extrémités de vos doigts à l'inspiration et les relâcher de nouveau à l'expiration.

Troisièmement : vous pouvez, à l'inverse, augmenter un peu la pression à l'expiration et la relâcher à l'inspiration.

Chaque variante produit son effet particulier. La première permet de se centrer, apporte l'équilibre intérieur et fortifie la personne sur un plan plus général. La deuxième renforce la volonté et rafraîchit, la troisième calme et détend. Essayez ces variantes et sentez vous-même la différence ! Il se peut que vous n'en perceviez pas immédiatement l'effet mais cela agit néanmoins.

Une fois que vous avez trouvé votre rythme et votre profondeur de respiration optimaux et que vous les avez observés pendant quelques minutes, vous pouvez commencer à pratiquer les visualisations et les affirmations positives. Ces images intérieures et l'affirmation positive ne sont pas obligatoires. Peut-être préférez-vous vous contenter de surveiller votre respiration. Alors faites-le ainsi. Les visualisations et les affirmations positives sont une proposition supplémentaire et peuvent approfondir l'effet d'un mudra.

Visualisations

Nos conditions de vie extérieures s'organisent généralement en fonction de ce que nous nous imaginons et des représentations intérieures que nous nous faisons. Nous avons donc la possibilité de former des images intérieures qui nous permettent de prendre plaisir à la vie, de réussir dans notre travail et de bâtir nos relations avec les autres sur de la tendresse et de la compréhension. Mais il est de la plus grande importance que nous développions une **foi** inébranlable en ces images et que nous nous les représentions à la fois avec **calme** et **ardeur**. Commençons par de petits succès, par de petites choses qui marchent bien. Alors nous pourrons aussi nous attaquer aux grandes choses. C'est une confiance qui se construit lentement, progressivement. Imaginez ce qui arriverait si beaucoup de gens se représentaient un monde merveilleux, plein d'une flore luxuriante, d'animaux satisfaits et d'hommes heureux, et s'ils y croyaient fermement. Joignez-vous à moi – nous serons déjà deux !

Affirmations positives

Exprimer clairement ce que nous ne voulons pas et formuler précisément nos désirs et nos besoins peut déjà être le début d'un nouvel ordre de vie. Depuis de nombreuses années, je travaille avec les affirmations – parfois plus, et parfois moins. Je m'étonne toujours de leur effet. Un exemple : mon chaton avait disparu. Toute la journée, je répétai cette phrase «Avec le pouvoir et la force de Dieu, je retrouverai mon petit chat» et le soir j'ai tout simplement **su** où il se trouvait. Quel n'a été l'étonnement de ma voisine quand je lui ai affirmé que mon chat était dans son garage. Mais j'avais raison. Ce n'est pas plus difficile que cela. Certains trouvent même que c'est naïf. Mais justement ce qui est simple et naïf a parfois le plus d'effet.

Pour les affirmations positives, le même principe est de règle que pour les visualisations. Énoncez-les en y croyant absolument, avec ferveur et calme. Vous pouvez les dire 1 à 3 fois avant, pendant ou après la méditation. Vous pouvez aussi dans la journée vous ménager une petite pause pour énoncer votre affirmation en silence ou à voix haute. Faisons usage de cette merveilleuse possibilité et persuadons-nous de ce que nous voulons réellement – de ce qui est bon pour nous.

Si vous voulez vous débarrasser d'un problème tenace, une «négation» pourra s'avérer très efficace. Dites alors pour commencer, en expirant fortement : «Cette haine (ou colère, ou culpabilité, ou douleur, ou peur, ou besoin irrépressible de fumer) disparaît aussitôt et se dissipe.»

L'esprit donne le ton
L'âme joue la mélodie

Mudras et musique

Dans certains centres de soins ou dans certaines cliniques, la musique fait désormais partie de la panoplie des moyens thérapeutiques mis en œuvre au quotidien. Des tests scientifiques ont démontré l'effet guérisseur de la musique. Mais la musique est bénéfique aussi aux bien-portants, dans des moments d'affaiblissement ou de dysharmonie corporelle. Etant donné que, dans ces traitements thérapeutiques, la musique est pratiquée pendant 3 à 12 minutes et que ce temps correspond au temps d'un mudra, on est tenté de se dire que les deux pourraient parfaitement bien s'influencer mutuellement. Beaucoup d'affections sont dues à des états de tension excessive sur le plan du corps mais aussi du psychisme et de la pensée. Or, beaucoup de compositions musicales exercent un effet apaisant et peuvent détendre jusqu'à un état très profond. En revanche, beaucoup de soucis apportés par la vie et l'environnement conduisent à des états d'épuisement aigus et chroniques. Là aussi, la musique peut exercer une influence favorable.

Si vous observez les points suivants, vous pourrez en tirer les plus grands bénéfices :

- respecter votre goût musical propre
- fixer la durée d'écoute
- écouter au moins pendant 3 jours consécutifs le même morceau à la même heure
- écouter consciemment et abandonner aussitôt toute pensée qui se présente à l'esprit

Quels sont les morceaux qui conviennent le mieux ? Helen Bonny, qui a développé la GIM (Guided Imaginary Music : la musique imaginaire guidée) écrit à ce sujet : «Une musique apaisante, relaxante, se règle sur le cœur de l'homme, sur le rythme calme et relaxant de son pouls. Une musique apaisante est dans l'ensemble plus calme et plus harmonieuse, et ses mélodies sont très fluides. Il n'est pas dit que l'on s'endorme sur le champ mais une telle musique favorise très précisément des états d'être tels que le calme intérieur, la détente et le contentement...»[7]

Selon l'avis des animateurs de GIM, la musique classique convient tout particulièrement à des fins thérapeutiques ou de détente et les concerts à un seul instrument sont plus efficaces que les symphonies. Une force particulière réside dans les mouvements lents comme l'andante, l'adagio et le largo. Pour la détente, l'instrument le plus efficace est le hautbois, puis viennent le piano, le violoncelle, le violon, la clarinette et l'orgue. Le chant convient moins à la détente. Les tonalités les plus efficaces sont le do majeur, le ré majeur et le si bémol majeur. En résumé, on peut dire que beaucoup de basses fréquences et peu de hautes fréquences sont favorables à une détente profonde et qu'une musique «aérienne», aux vibrations aiguës, convient mieux à une atmosphère joyeuse et légère. Avec ces indications, vous pouvez vous même vous constituer à présent votre propre pharmacopée musicale.

Cela vaut la peine de découvrir à quelle musique vous êtes particulièrement sensible et de devenir conscient de ses spécificités propres. Il existe par exemple des musiques relaxantes qui provoquent chez moi tout le contraire, c'est-à-dire qu'elles m'irritent ou même me rendent agressive.

D'ailleurs, si à la maison le ménage n'avance pas, un peu de musique militaire, un rock enlevé ou de la techno peut redonner du tonus.

Selon que nous contemplerons le présent
à travers un voile de nuages ténébreux
ou les couleurs de l'arc-en-ciel,
nous ferons des expériences en conséquence.

Mudras et couleurs

Les couleurs aussi nous influencent à tous les niveaux de notre vie. En chromatothérapie, on utilise les couleurs pour obtenir des effets très précis tels que la régénération d'organes ou de glandes, l'activation des émonctoires, de la respiration, de la circulation, etc. Les couleurs ont aussi un effet sur notre état d'âme et sur toutes les activités de l'esprit.

- le **rouge** stimule la circulation, réveille, réchauffe et détend, mais peut aussi rendre agressif
- l'**orange** rend gai, apporte de la légèreté, stimule la sexualité, mais peut aussi rendre superficiel
- le **jaune** stimule la digestion, rafraîchit l'esprit, et fait apparaître la vie sous son côté lumineux, mais peut aussi importuner
- le **vert** tranquillise, régénère tous les niveaux et donne envie de recommencer quelque chose à neuf
- le **bleu** calme également mais ce calme est plus profond et apporte un sentiment de sécurité, de confort et de bien-être. Le bleu concerne aussi l'aspiration silencieuse à l'insaisissable
- le **violet** est la couleur de la variabilité, du changement et de la spiritualité
- le **marron** est la couleur de la stabilité et du lien à la terre. Mais trop de cette couleur peut conduire à la stagnation
- le **blanc** est la couleur qui porte en elle tout le spectre des autres et qui renferme la vie et la mort

- le **noir** est la couleur de la protection, de la collecte de forces, de la retraite et du vide, mais porte déjà en lui la plénitude. Beaucoup d'adolescents ont une prédilection pour le noir, parce qu'ils se tiennent au seuil d'une nouvelle phase de leur vie. Mais trop de noir affaiblit l'organisme, rend triste et favorise le pessimisme.

Fondamentalement, aucune couleur n'est «mauvaise». Tout dépend de la bonne mesure. Chaque couleur peut aussi se voir dans notre aura, c'est-à-dire dans notre corps énergétique. Si une couleur prend le dessus ou n'est pas à sa place, l'effet s'en fait ressentir sur l'état général et une maladie peut en résulter avec le temps. Mais les couleurs peuvent aussi inverser un processus de maladie.

Je déborderais du cadre de cet ouvrage si j'expliquais tous les liens des couleurs avec la guérison (il existe des ouvrages sur la question), mais avec les indications ci-dessous, vous pourrez déjà faire de belles expériences en méditant sur les couleurs. Si vous préférez une certaine couleur, il se peut que vous ayez besoin des qualités correspondantes. Mais si vous aimez trop une couleur, elle peut devenir excessive et vous nuire.

Pendant que vous tenez un mudra vous pouvez soit visualiser une couleur, soit vous concentrer sur la couleur d'un objet. La première possibilité est préférable, parce que la couleur devient alors vivante, c'est-à-dire que vous pouvez vous la représenter de différentes manières : sombre ou claire, matte ou lumineuse, contrainte à une forme ou fluide, etc. Si vous éprouvez par exemple le besoin de vous rendre dans la forêt, parce que c'est là que vous vous régénérez le mieux, mais que le temps vous manque, alors vous pouvez vous représenter une forêt avec beaucoup de vert. Vous pouvez vous délecter en pensant à la couleur verte du feuillage et en serez rafraîchi intérieurement. De telles visualisations sont déjà pratiquées depuis longtemps avec succès et des paysages colorés décorent de nos jours nos hôpitaux pour stimuler la guérison. A essayer !

Une énergie d'évolution inemployée
est le terreau de la douleur et de la maladie
Jakob Atabet

Comment utiliser les mudras pour guérir des troubles physiques ?

La médecine chinoise emploie beaucoup les mudras contre les maux les plus divers. Ces pratiques tirent généralement leur origine de l'enseignement des cinq éléments (voir Annexe C) dont les principes sont largement connus et reconnus de nos jours en Occident. Le guérisseur et maître de yoga indien, Keshav Dev, qui a étudié de très près l'effet des mudras il y a déjà de nombreuses années, peut confirmer le pouvoir thérapeutique des mudras. Il dit à ce sujet : «Ton destin repose littéralement entre tes mains. Non seulement parce que les lignes de la main y gravent le passé et l'avenir mais aussi et surtout parce que chaque doigt a une fonction et un pouvoir spécifiques au sein de l'organisme. Celui qui sait employer ce pouvoir peut préserver la santé de son corps et la paix de son esprit. La première réaction des patients à qui je parle des mudras est le scepticisme. Comment puis-je aller mieux en ne faisant rien d'autre que de presser légèrement deux doigts l'un contre l'autre ? Mais dès qu'ils ont pris confiance et effectué l'exercice, ils en sentent l'effet et leur scepticisme se mue en étonnement. Je leur explique alors que cette technique si simple en apparence est en fait un cadeau exceptionnellement précieux qui nous a été donné par les maîtres yogi des temps anciens.»[8]

Tous ceux qui ont travaillé sur les effets thérapeutiques des mudras insistent sur la nécessité d'une conduite de vie et d'une alimentation raisonnables.

Une conduite de vie erronée inclut en général une alimentation déficiente, un manque d'exercice physique, d'air pur, de repos et de calme, et trop de tensions, de soucis, de pensées et de sentiments négatifs. La pratique des mudras, en lien avec une alimentation équilibrée, des périodes de repos régulières, suffisamment d'exercice (yoga, jogging, randonnée, bicyclette, etc.) mène évidemment à une conduite de vie optimale qui est la base de la santé. (Voir à ce sujet l'Annexe A)

Lorsque les mudras sont utilisés pour guérir une *maladie chronique*, il convient de les pratiquer régulièrement – nous l'avons déjà dit – comme une cure, pendant quelques semaines, voire quelques mois. Une maladie chronique a généralement déjà commencé intérieurement, de nombreuses années avant son irruption ; il faut donc du temps pour éliminer tout ce qui encrasse les vaisseaux, les organes, les différentes cellules et les champs énergétiques.

Certains mudras peuvent aussi être utilisés **en cas d'urgence** (par exemple contre un lumbago, des étourdissements, des nausées ou une crise cardiaque). Ce type de mudras se pratique au moment où l'on en a besoin et seulement *aussi longtemps* que cela est nécessaire. Cependant, même les troubles soudains n'apparaissent pas par hasard, mais sont seulement l'explosion d'un état dysharmonieux qui couve déjà depuis un certain temps en nous. C'est pourquoi il ne faudrait pas utiliser les mudras comme un médicament à effet rapide, qui ne s'attaque qu'aux symptômes. Allez jusqu'au fond du problème. Méditez – questionnez-vous intérieurement pour savoir ce que signifie cette réaction subite du corps. Demandez avec insistance et sincérité – vous obtiendrez alors une réponse sincère, qui n'est peut-être pas toujours confortable, mais qui aura, à terme, un effet thérapeutique.

Le plus beau cadeau de l'âme
est pour chacun
la capacité à se réjouir.
Vauvenargues

Comment utiliser les mudras pour guérir des troubles du psychisme ou de l'esprit ?

Une raison importante qui m'a poussée à pratiquer le yoga est certainement l'expérience que j'ai faite très tôt avec les médicaments contre l'asthme. Ces médicaments avaient pour conséquence que je ne saisissais plus le lien entre les choses et que ma mémoire faiblissait. J'étais devenue apathique et d'une indifférence sans bornes. J'avais peur de «ne plus être bien dans ma tête» et de rester ainsi toute ma vie. Depuis cette époque, je m'intéressai à la recherche sur le cerveau et à tout ce qui maintient l'être humain alerte dans son esprit. Dans ce domaine, les mudras font des miracles. Vous n'avez même pas besoin de me croire, car cela a pu être prouvé à l'aide d'appareils de mesure appropriés. Dans les écoles, et surtout en pédagogie curative, on utilise avec succès depuis quelques années des exercices de mains chez des enfants qui présentent des difficultés d'apprentissage. Passez consciemment et délicatement votre pouce sur les extrémités de vos doigts. Rien que cela est un bienfait merveilleux et un rafraîchissement pour le cerveau. Le cerveau devrait être entraîné chaque jour comme un muscle. Il est prouvé que déjà après quelques jours seulement de repos au lit (p. ex. après une opération), l'activité du cerveau régresse. Il est également prouvé qu'avec des exercices appropriés, le cerveau se régénère très rapidement. La pratique des mudras peut être considérée comme un pur exercice cérébral. Surtout, quand les extrémités des doigts reposent l'une contre l'autre, les flux cérébraux sont alors influencés dans un sens positif. Si des images intérieures sont visualisées en même temps, cela exige un grand savoir-faire de la part du cerveau et stimule son pouvoir de représentation. Ce pouvoir est l'une des conditions pour conserver toute sa fraîcheur d'esprit et sa clarté de pensée. Les affirmations positives que vous ajoutez favorisent la clarté d'énonciation, ce qui est également un pouvoir du penser. Si l'on tient un mudra avec calme et concentration – aptitude que l'on exerce par la même occasion – l'activité cérébrale se calme et se régénère. De nombreux mudras synchronisent les hémisphères droit et gauche du cerveau et stimulent ainsi la mémoire, la capacité à se souvenir et aussi, d'une manière merveilleuse, la créativité.

J'ose affirmer qu'un cerveau entraîné reste en forme jusqu'à un âge avancé. C'est aussi ce que nous démontrent les grands yogis. Sur moi-même, je peux observer – et mon entourage me le confirme – que ma mémoire, mon pouvoir de penser et de concentration et mon pouvoir de perception n'ont jamais été aussi forts que maintenant. Des collègues du même âge se plaignent du contraire. Je ne suis pas plus douée qu'eux mais j'exerce mon cerveau en permanence. Voilà la différence.

J'ai déjà beaucoup écrit sur la pensée négative et positive dans mes livres antérieurs. Je ne peux que vous inviter à faire vous-même l'essai.

Voyez toujours dans chaque être humain le bien, jetez le négatif du passé loin derrière vous, vivez tout entier dans le présent et faites-en ce que vous pouvez de mieux. De l'avenir, attendez le meilleur et demeurez en contact permanent avec la conscience cosmique – alors la vie ne peut qu'être heureuse et pleine de sens.

Je ne peux pas vous décrire toute la bénédiction que m'apporte cette pensée constructive. Cette conduite de vie est d'ailleurs aussi ce qu'il y a de mieux pour ma santé.

Dans le domaine de l'âme – j'entends par là le cœur, les sentiments, nos humeurs – les mudras exercent également une action merveilleuse. Ce n'est pas un hasard si les poings se serrent en cas de vive irritation ou que les mains deviennent flasques et les gestes de la main incontrôlés chez celui qui traverse une dépression. Si nous voulons transformer une atmosphère pesante, nous le pouvons en modifiant le rythme de notre respiration. Selon la manière dont nous respirons, nous pouvons nous redonner un coup de fouet, nous calmer, nous échauffer ou nous refroidir.

Les fluctuations d'humeur, dont beaucoup de personnes ont à souffrir, peuvent être apaisées en quelques jours. À condition, évidemment, de pratiquer 3 fois par jour, assis ou couché, pendant au moins 10 minutes (ou 2 fois 20 minutes) le mudra et la méditation correspondants.

Mais fondamentalement, les mêmes principes sont à l'œuvre pour l'humeur et les troubles physiques : il nous faut trouver la cause, qui réside presque toujours *en nous*, et y remédier. Ne rendons jamais l'environnement responsable de notre humeur. Les parents, les enfants, les partenaires, les collègues de travail ne sont que le reflet de notre vie intérieure. Si nous ne sommes pas capables, dans un premier temps, de changer quoi que ce soit à notre entourage, nous pouvons au moins travailler à notre attitude intérieure face au monde qui nous entoure et changer celle-ci par petites étapes. Peut-être dites-vous aujourd'hui : «Mais je me fais des soucis.» Cela vous est-il utile de vous faire des soucis ? La situation s'en trouve-t-elle améliorée ? Je sais, il est difficile de faire partir les soucis. Une conversation claire ou la prière me sont le plus utile en pareil cas. Les forces divines m'ont toujours aidée jusqu'ici – sans exception. Chacun reçoit de l'aide, s'il l'accepte. Si nous avons remis notre souci en d'autres mains, nous n'avons plus besoin d'y penser.

De la *mauvaise humeur chronique* de quelque nature qu'elle soit (agressivité, dépression, insatisfaction, peur, etc.) peut aussi être due à un organe affaibli ou malade, à des problèmes de digestion, de tension artérielle, de douleur, etc. Les mudras qui guérissent le corps physique permettent dans une grande mesure de remédier à de telles humeurs. Toutes les méditations, visualisations et affirmations positives exercent un effet positif sur le psychisme et sur l'esprit. Si vous êtes attentif, vous observerez avec étonnement comment des changements d'humeur s'installent progressivement en vous. Vous devenez plus satisfait, d'une humeur plus égale, plus détendu, plus courageux et plus joyeux. Avec un peu de patience – il en sera ainsi !

La foi n'a pas seulement apporté
au monde le sens
mais aussi la joie.
d'après Paul Claudel

À quoi est dû l'effet des mudras ?

Plus je réfléchis sur l'effet des mudras, plus mon cœur se remplit de profond respect pour ce monde étonnant que nous sommes nous-même et dans lequel nous vivons. Nous ne saisirons jamais entièrement ces lois grandioses et cet ordre merveilleux qui régissent notre macrocosme comme notre microcosme – et cela est bon ainsi.

Comment pouvons-nous par exemple nous représenter ce que signifie, comme l'affirment des chercheurs en sciences de la nature, que le code de l'ensemble de notre corps, y compris nos particularités de caractère, est inscrit dans chaque noyau de cellule ? Peut-être cela nous permet-il de mieux accepter les connaissances des sages et des guérisseurs de l'Orient qui affirment que le corps, l'esprit et l'âme sont présents dans chaque extrémité de doigt, dans chaque phalange, dans chaque doigt et évidemment aussi dans toute la main ? Ainsi il n'est pas aberrant de penser que nous puissions, à l'aide de nos doigts et de nos mains, exercer une influence considérable sur chaque partie de notre corps.

L'effet des mudras se fait sentir à des niveaux très différents : sur le plan physique, qui correspond à l'énergie la plus grossière, mais aussi sur tous les plans subtils qui sont encore loin d'être explorés. Il faut savoir que chaque être humain est un champ énergétique, un ensemble d'énergies propres. La meilleure manière de se le représenter est d'imaginer des nappes de brouillard de couleurs différentes qui se mélangent et s'interpénètrent, tout en constituant une unité à travers leurs couleurs. Le nombre de niveaux énergétiques qui vibrent en nous n'est pas connu avec précision. Certains parlent de cinq, d'autres de sept ou de douze – mais la vérité est certainement encore au-delà. Ces champs énergétiques sont soumis à des vibrations de niveau différent, les uns ont un mouvement plus rapide que les autres. Nos sens sont accordés à des vibrations très particulières, c'est pourquoi nous ne pouvons percevoir que celles-là. Les anciens yogis pouvaient encore percevoir davantage de vibrations, p. ex. celles des chakras (transformateurs d'énergie) et des nadis, ou circuits des énergies subtiles. Si vous ne connaissez pas encore la théorie des chakras, vous trouverez quelques informations à ce sujet en Annexe D. Dans la médecine indienne antique de l'ayurvéda, les doigts sont depuis longtemps associés à différents organes et éléments du corps. Les Chinois ont exploré le système des méridiens, ces canaux d'énergie subtile qui ont donné lieu à différentes formes de thérapie. Les bohémiens ont développé l'art de lire dans les mains et en astrologie, il existe aussi une correspondance entre les doigts de la main et les forces des planètes.

Je voudrais vous montrer les effets concrets que les mains et les doigts exercent sur d'autres parties du corps, en commençant par le niveau le plus grossier.

Il existe un lien direct entre les mains et la nuque, parce que les conduits des nerfs situés au niveau de la nuque traversent les orifices des vertèbres pour rejoindre les bras, les mains et les doigts. La mobilité des mains a toujours aussi une répercussion dans la mobilité de la nuque. Des exercices de la main peuvent détendre une nuque raidie.

Ensuite, le fait d'écarter les dix doigts de la main provoque aussi un réflexe qui conduit à un écartement des vertèbres dorsales, et accroît par là la capacité respiratoire des poumons.

Les mains et les doigts sont aussi en lien direct avec le cœur et les poumons. Beaucoup de personnes ne peuvent plus, avec l'âge, tendre correctement leurs doigts. Cela est un signe de tension au niveau du cœur et annonce une maladie cardiaque ou de l'ostéoporose. Cette position où les doigts sont un peu crochus, entrave aussi l'inspiration, c'est-à-dire que les poumons n'inhalent pas une quantité d'air optimale, surtout en périphérie, ce qui favorise leur encrassement.

Petit exercice intermédiaire

Sur l'inspiration, écarter bien les doigts et tenir les mains devant la poitrine. Retenir le souffle et tirer les bras horizontalement sur les côtés. Puis expirer en serrant fortement les poings. Respirer normalement, desserrer les poings et abaisser les bras. Répéter 3 fois.

Ce petit exercice élargit les bronches, ouvre la poitrine, fortifie le cœur et rafraîchit l'esprit. Les asthmatiques toussent souvent avec cet exercice parce qu'il nettoie les bronches de leurs glaires, et les cardiaques sentent les battements de leur cœur s'accélérer.

Ilse Middendorf, une grande spécialiste des thérapies respiratoires, a prouvé que chaque doigt peut être mis directement en correspondance avec une zone pulmonaire ; l'index et le pouce influent sur la respiration dans la partie supérieure des poumons, le médium, dans la partie moyenne et l'auriculaire et le petit doigt dans la partie inférieure. Vous pouvez vous-même vérifier cette affirmation en mettant en contact les extrémités des annulaires et des petits doigts. D'où sentez-vous venir tout particulièrement l'impulsion respiratoire ? En général ce test fonctionne dès le premier essai. Sinon au bout de quelques fois.

Par ailleurs, les extrémités des conduits nerveux des mains et des pieds occupent dans le cerveau une place bien plus grande que ceux des bras et des jambes. Le fait de tâter et de sentir, en particulier avec les extrémités des doigts, stimule et exerce l'activité cérébrale. On remédie par exemple à des difficultés d'apprentissage chez les enfants par des exercices de doigts, qui libèrent les connexions cérébrales correspondantes et stimulent les flux nerveux dans le cerveau. Les mudras qui sont pratiqués en toute conscience, c'est-à-dire en percevant consciemment les doigts et leurs points de contact, activent de grandes zones dans le cerveau.

N'est-ce pas merveilleux tout ce qu'on peut obtenir ainsi, tout à fait accessoirement, à l'aide d'un mudra ? Mais les mudras ne sont pas le seul moyen d'agir sur toutes les régions et fonctions du corps. Car chaque mouvement des mains, ou chaque contact a son effet particulier. Le travail artisanal, le fait de jouer d'un instrument, de se laver les mains ou de masser, tous ces gestes entraînent bien plus d'effets qu'on ne pourrait le croire.

- En vous lavant les mains, vous pouvez vous les serrer vigoureusement et les masser en même temps : avec l'une des deux mains, serrez les quatre doigts longs de l'autre puis tournez-les dans un sens et dans l'autre ; Maintenant, serrez les poings, puis ouvrez la main de nouveau et écartez les doigts ou frottez vigoureusement les paumes l'une contre l'autre.
- Ou bien, croisez les doigts, retournez les paumes vers l'extérieur et étirez les bras. Cela rafraîchit, améliore la respiration et fortifie le cœur.
- Si vous êtes assis pendant un temps prolongé à une table de travail et que vous sentez des tensions ou des douleurs dans la nuque, saisissez entre le pouce et l'index (pouce côté paume) chacune des 8 petites peaux qui relient deux à deux les racines des doigts. Massez les points sous-jacents et tirez au minimum 6 fois ces petites peaux vers l'avant. Veillez à vous tenir bien droit tout en étant détendu.
- Si vous posez l'index, le médium et l'annulaire d'une main sur les fourches longitudinales formées par le prolongement des doigts sur le dos de l'autre main et que vous massez délicatement vers l'avant et vers l'arrière, vous régulez la tension artérielle.
- Un jeu agréable, qui crée de la bonne humeur, rafraîchit tout et stimule toutes les fonctions de l'organisme est de frapper des mains (avec ce jeu, il est difficile de garder son sérieux, et les enfants ne s'en lassent jamais) : frappez au moins 8 fois les mains en mesure, puis laisser pendre les mains vers le bas, puis frapper les mains dos contre dos – poursuivez avec le dos des doigts, les extrémités des doigts, les bords

extérieurs des mains, les bords intérieurs des mains, les racines des mains, les jointures des doigts, de nouveau les extrémités des doigts, etc. Laissez libre cours à votre imagination. Vous remarquerez que selon la manière dont vous frappez ou ce sur quoi vous frappez, le son obtenu n'est pas le même. Vous pouvez organiser votre propre concert de percussions. Tambouriner servait déjà autrefois à mettre en route un processus de guérison et commence à s'utiliser de nouveau.

Avec un peu d'imagination, vous pouvez évidemment aussi vous construire un programme personnalisé d'exercices de la main. Vous ne risquez pas de commettre d'erreur. pourvu que chaque mouvement soit effectué avec lenteur et précaution.

Les illustrations suivantes montrent les correspondances entre chaque doigt et différents domaines. Le but n'est pas de créer la confusion dans votre esprit mais de montrer la grande multiplicité de possibilités du système. En y regardant de plus près, vous rencontrerez même ce qui peut apparaître à la raison comme des contradictions. Il en est ainsi parce que les différents systèmes se situent à des niveaux différents – tels des fils qui se perdent à des profondeurs mystérieuses mais en fait se croisent et se relient très certainement.

Ayurveda

Les guérisseurs hindous considèrent chaque maladie comme une dysharmonie dans le corps de l'homme. La guérison peut avoir lieu à partir du moment où l'équilibre naturel est rétabli. Ils avaient compris que la conscience crée la maladie et qu'elle est une énergie qui se manifeste selon cinq principes fondamentaux, ou éléments. Si l'un des éléments est trop ou pas assez représenté, une dysharmonie se crée (la maladie). la santé est rétablie si l'on prend les mesures appropriées. Les Chinois ont eux aussi leur théorie des cinq éléments (voir l'Annexe C). Mais seuls des experts peuvent établir les correspondances entre ces deux systèmes. Mettre en évidence les points communs et les différences serait déborder du cadre du présent ouvrage.

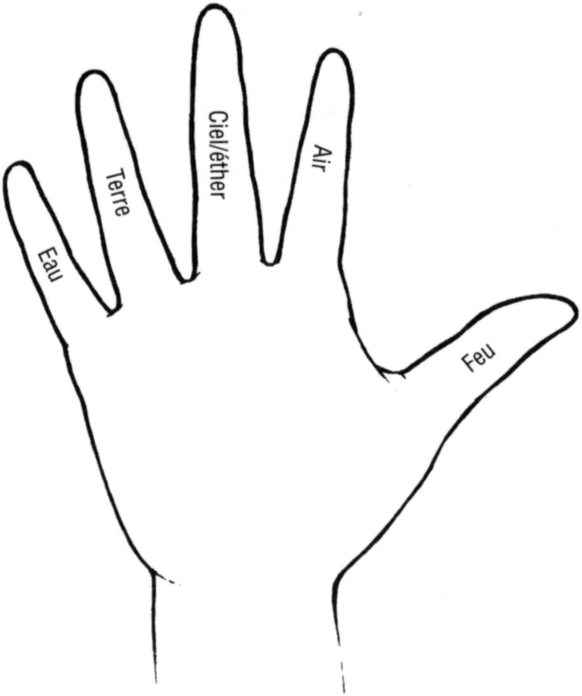

Les chakras

Les correspondances entre les chakras et les doigts ne sont pas toujours les mêmes selon les écoles de yoga. Dans l'illustration ci-dessous, vous trouverez les correspondances les plus courantes. Il y a aussi des maîtres de yoga qui relient le petit doigt au chakra racine, l'annulaire au chakra sacral, le médium au chakra du plexus solaire, l'index au chakra du cœur et le pouce au chakra de la gorge. Il est à noter que seuls les cinq chakras qui se trouvent le long de la colonne vertébrale sont mis en correspondance avec chacun des doigts. Vous trouverez davantage d'informations sur les chakras en vous reportant à l'Annexe D.

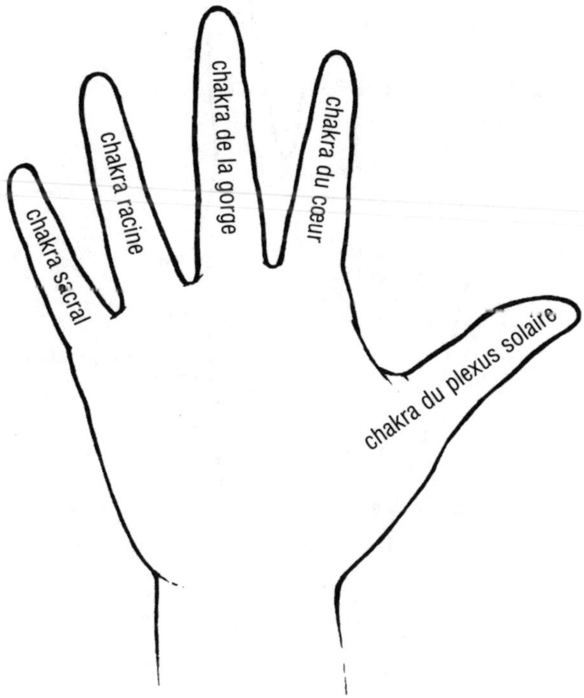

Acupressure

L'acupressure, est après l'acupuncture, la méthode de guérison chinoise la plus connue en Occident. Au lieu d'utiliser des aiguilles, les méridiens sont ici stimulés à l'aide des doigts. Les deux illustrations suivantes montrent les points que vous pouvez presser légèrement pendant quelques minutes à l'aide du pouce, même si vous ne vous y connaissez absolument pas, afin d'obtenir ainsi un effet positif.

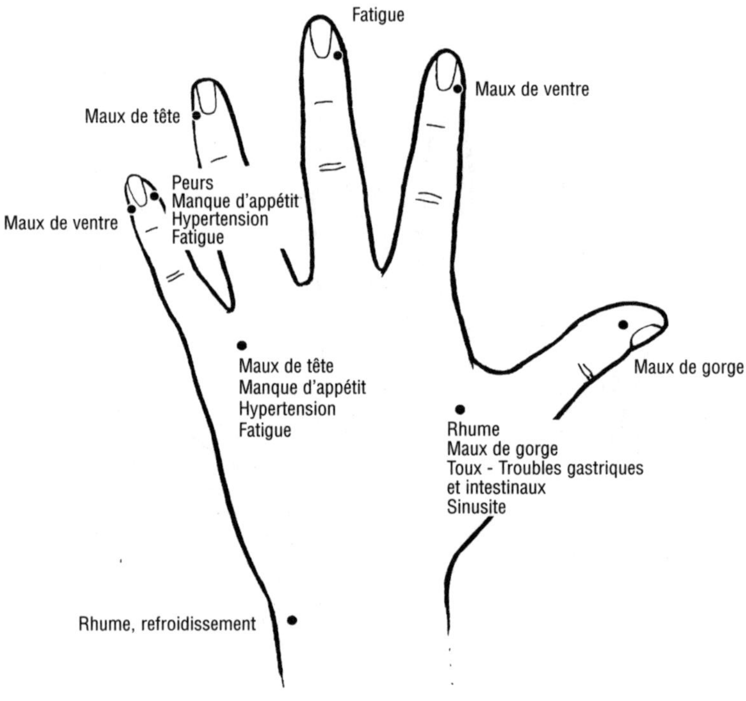

Dos de la main

En cas d'hypertension, massez le médium de la racine à son extrémité et en cas d'hypotension de l'extrémité à la racine. En cas de diarrhée ou de constipation, faites de même avec l'index.

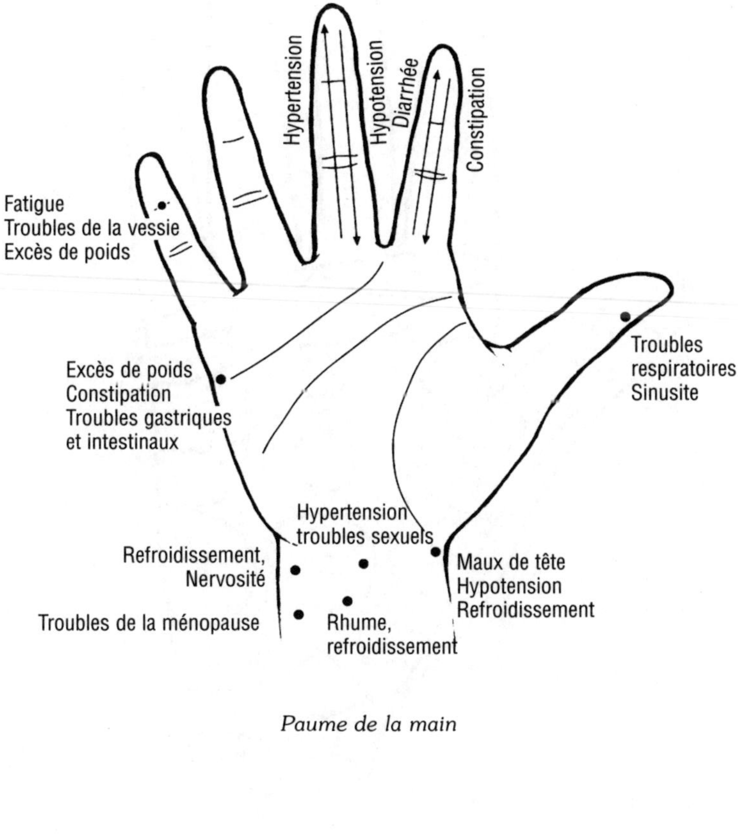

Paume de la main

Zones réflexes

Les zones réflexes de la main correspondent à celles du pied, dont on connaît bien aujourd'hui la pratique du massage. Les deux illustrations suivantes montrent les points ou zones réflexes correspondant à chaque muscle ou organe. Le fait que certains organes, tels que le cœur ou le foie, n'existent que d'un seul côté du corps se reflète aussi dans les mains.

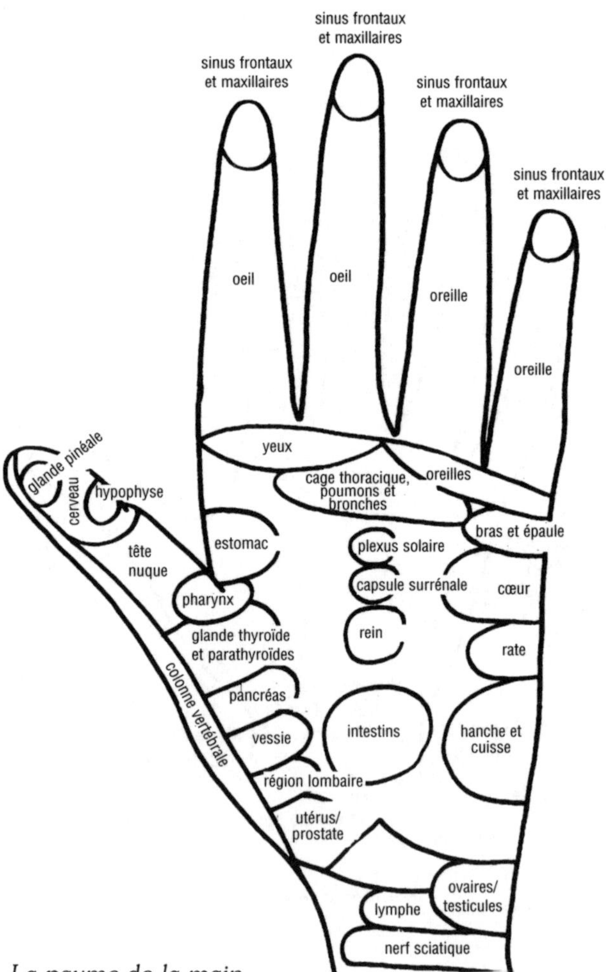

La paume de la main

Comme les mains ne sont pas toutes de la même taille, on ne trouve peut-être pas d'emblée le point précis. Mais avec un peu d'entraînement, tout le monde finit par trouver.

Quand vous avez trouvé le point recherché, massez-le avec le pouce en exerçant une légère pression et en décrivant un mouvement lent et circulaire. 1 à 3 minutes suffisent.

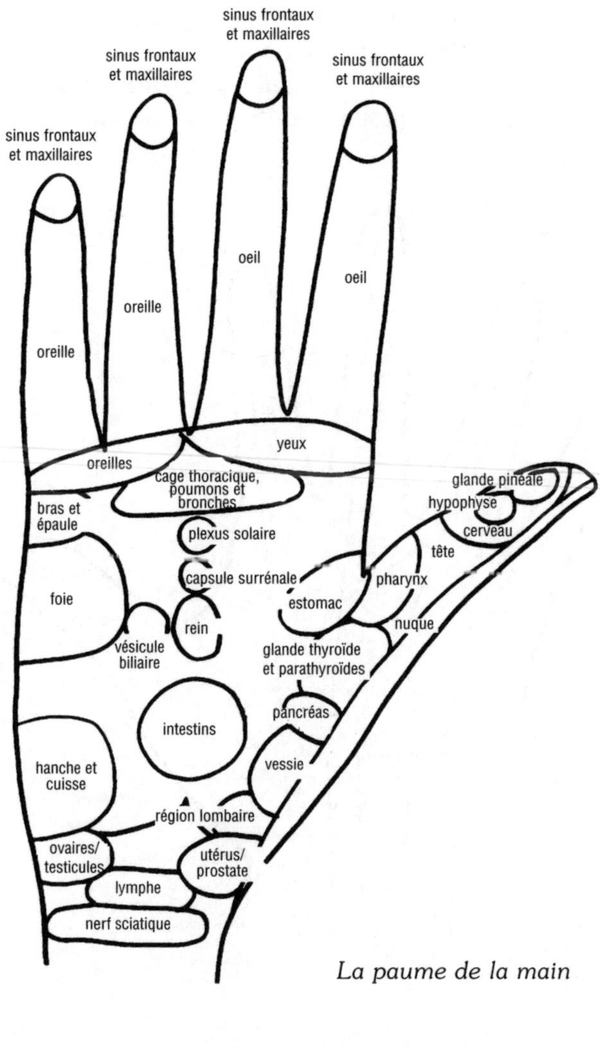

La paume de la main

Méridiens de surface et méridiens profonds

Les méridiens sont des canaux de circulation d'énergie qui parcourent le corps et commandent le fonctionnement de ses différents systèmes (circulatoire, respiratoire, digestif) et des différents organes. Les mudras agissent surtout sur les points de départ et d'arrivée des méridiens. L'acupuncture ne travaille qu'avec les méridiens de surface ; le système des méridiens profonds, en revanche, ne paraît pas crédible aux yeux de beaucoup, parce qu'on y voit une pure spéculation. Mais je n'ai moi-même compris le fonctionnement de nombreux mudras qu'à partir du moment où j'ai découvert ces méridiens profonds. C'est pourquoi je vous présente aussi ce second système.

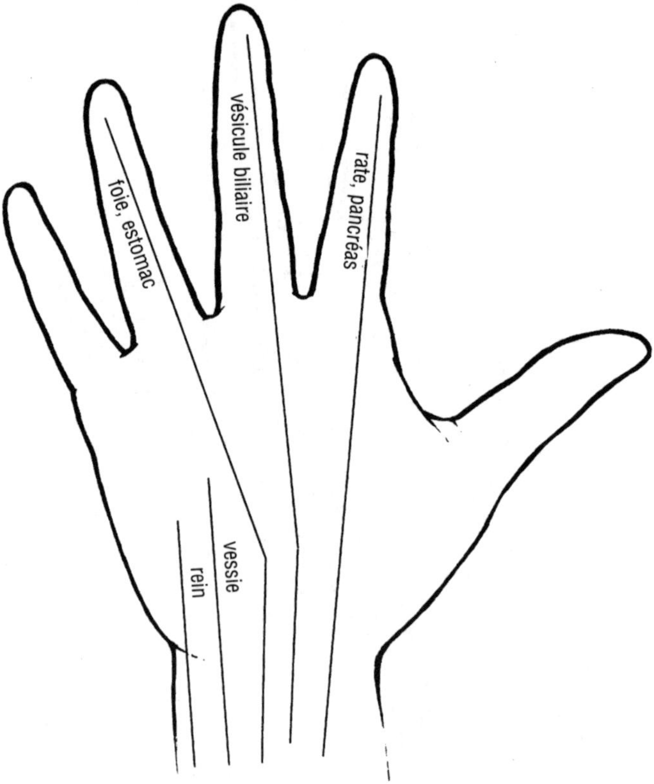

Avec vos doigts, enveloppez de temps en temps votre petit doigt. Cela fait du bien au cœur ! Si vous avez souvent froid ou que vous tombez facilement malade, enveloppez ou massez l'annulaire.

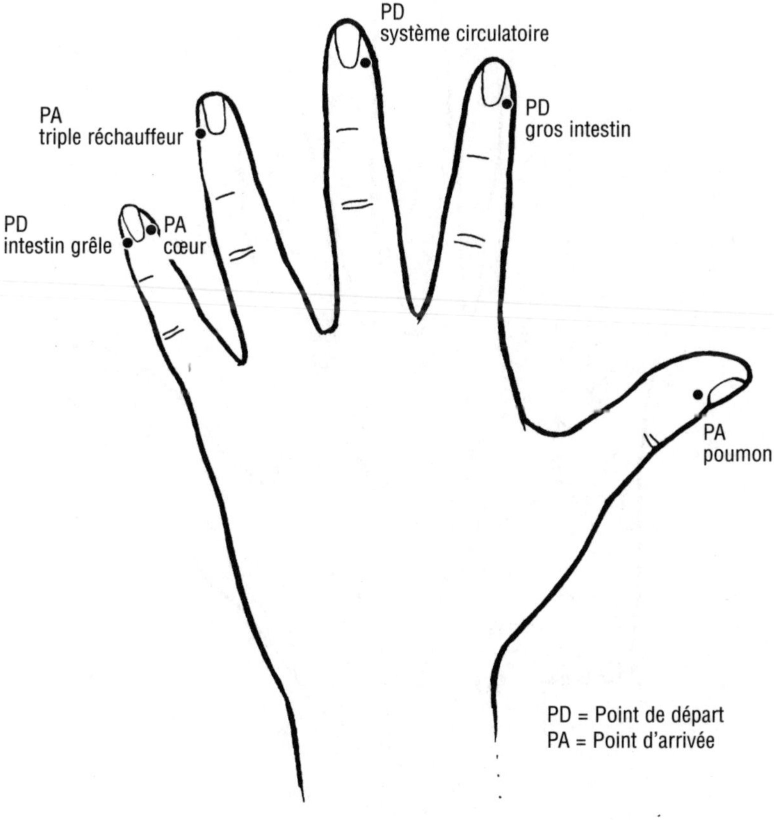

Correspondance des planètes – lire dans les mains

L'astrologie et la chiromancie (art de lire les lignes de la main) vont de tous temps ensemble et celui qui, à travers sa pratique des mudras, a envie d'en savoir plus, trouve aujourd'hui un vaste choix de livres sur la question. Les mudras peuvent effectivement fortifier les mains et les différents doigts et modifier aussi par là certaines caractéristiques du caractère. Car dans le *petit doigt* réside la créativité, le sens du beau et la clarté intérieure ; dans *l'annulaire* se trouve le sens de la

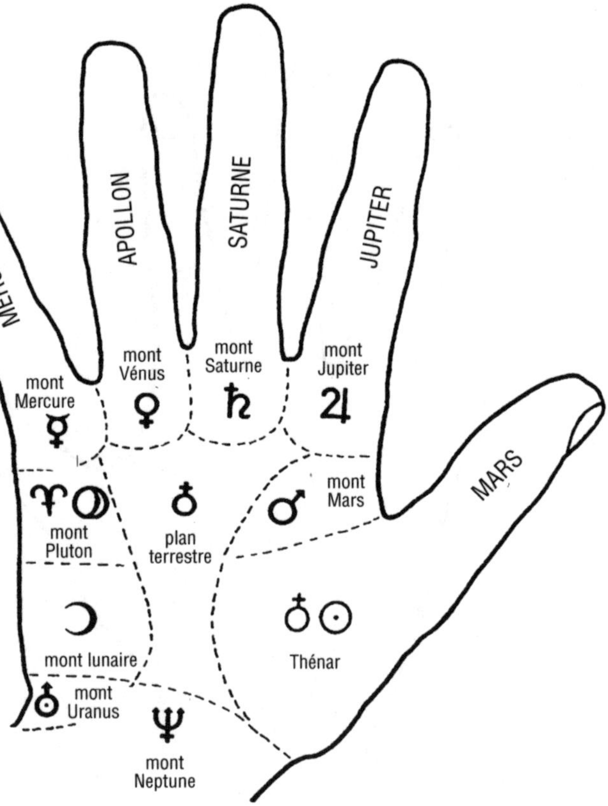

Astrologie

famille, la capacité à aimer et la sécurité dans le bien-être ; dans le *médium* l'énergie pour agir, la sobriété et l'amour de l'ordre ; dans *l'index*, la force de la raison, l'individualité et l'aspiration au pouvoir ; dans le *pouce*, la volonté, les pulsions et la vitalité en général. D'autres correspondances fournies par l'astrologie et la chiromancie sont indiquées dans les illustrations ci-dessous.

Avec les mudras, vous avez donc «beaucoup de qualités entre vos mains». Vous pouvez «prendre en main» votre vie et décider vous-même de la tournure à lui donner.

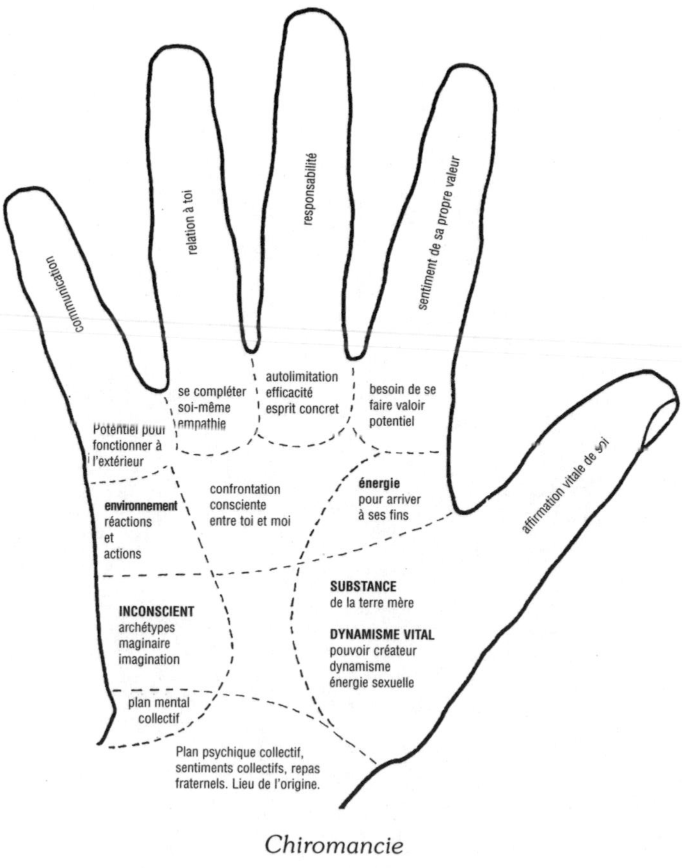

Chiromancie

Une chute profonde conduit souvent
à un bonheur supérieur.
William Shakespeare

Expériences personnelles

Depuis des années, les mudras me permettent avec succès de mieux me concentrer et d'approfondir ma méditation. Ne me demandez pas pourquoi, mais j'ai toujours ressenti mes petits jeux de doigts comme quelque chose de très intime et c'est la raison pour laquelle je n'en ai pas fait un contenu d'enseignement. Le moment n'était sans doute pas encore venu.

Il y a quelques années, lors d'un atelier d'exercices cérébraux, j'ai découvert le mudra 27 et l'ai aussitôt appliqué dans les occasions les plus diverses. Par exemple, si je perds le fil en parlant ou en écrivant, ou si je veux me souvenir de quelque chose, il me suffit de joindre les extrémités des doigts de mes deux mains et la phrase ou le mot me reviennent le plus souvent. Les mains jointes devant la poitrine, mudra 42, calment mes pensées et favorisent la concentration.

Mais les mudras m'ont aussi servi à faire face à des troubles physiques. J'ai obtenu l'un de mes plus beaux résultats le jour où j'étais rentrée tout haletante et épuisée d'une randonnée, obligée de m'allonger le plus vite possible. J'avais rencontré beaucoup de cavaliers à cheval, dans la dernière partie du parcours (je suis allergique à l'odeur des chevaux) et beaucoup d'arbres en fleur. Cela suffit à déclencher une crise d'asthme. Je pratiquai le mudra 4 et au bout de 4 minutes, ma respiration était redevenue normale. J'utilise volontiers aussi le mudra 5, quand je sens que la poitrine se rétrécit un peu. Peut-être cela vaudrait-il la peine que je fasse sérieusement une cure de ce mudra. Durant ma dernière grippe, je me suis souvent sentie malade comme un chien. Le mudra 3 première version m'a alors rendu de bons services ; Avant une longue randonnée, je préfère toujours aller aux toilettes avant de partir. Et cela fonctionne à merveille si j'effectue les mudras 23 puis 24 juste au réveil, alors que je suis encore confortablement installée dans mon lit. Des amies de randonnée ont elles aussi appliqué avec succès ces deux mudras.

En cas de mal de mer ou plus généralement, en cas de ballonnement après un repas trop lourd, j'applique le mudra 3, première version – avec succès. Le mudra 2 marche formidablement bien chez moi : il me projette littéralement hors du lit. Il rafraîchit merveilleusement et combat les vertiges. J'ai fait une expérience intéressante alors que je souffrais un jour de mal de dos après un travail de jardinage prolongé. Je m'étais couchée sur le dos, j'avais ramené les genoux sur la poitrine et pratiqué le mudra 17 pour équilibrer l'énergie du dos. Après quelques respirations déjà, je sentis une chaleur merveilleuse et bienfaisante qui s'écoulait par la région des vertèbres lombaires tout le long du dos. Je pouvais directement sentir les douleurs dorsales se dissiper lentement. Notre santé et notre bien-être dépendent pour l'essentiel de la circulation optimale des énergies et chaque tension bloque aussi le flux des énergies.

Comme je suis dans l'ensemble toujours en bonne santé, je n'ai évidemment pas pu tester tous les mudras mais beaucoup de mes élèves de yoga et de mes connaissances me racontent les guérisons ou les améliorations merveilleuses qu'ils ont obtenues grâce aux mudras. Une personne pense même avoir sauvé la vie à son mari quand celui-ci se réveilla une nuit avec de grandes douleurs cardiaques. En attendant le médecin, elle lui appliqua le mudra 16. Les douleurs cardiaques diminuèrent, il s'endormit épuisé, de sorte qu'il n'eut plus besoin du médecin de nuit. Le matin, elle l'emmena chez son médecin habituel et celui-ci constata qu'il avait été victime d'une grave crise cardiaque pendant la nuit. Une autre personne affirme qu'elle a considérablement amélioré sa capacité visuelle grâce au mudra 6. Une personne de ma connaissance a eu beaucoup de succès avec le mudra 29 qu'elle utilisait quand elle avait des problèmes de circulation et une autre avec le mudra 18 lors d'une sinusite chronique.

Beaucoup de cas pourraient encore être rapportés, mais je crois que ces exemples vous permettront de vous faire une idée de la merveilleuse efficacité des mudras.

Même avec les pierres
qu'on jette sur votre chemin,
il est possible de construire de belles choses.
Goethe

Mudras et méditation

De même que la prière chrétienne ne s'exprime pas seulement par des paroles mais aussi par des gestes qui leur correspondent, de même les religions orientales utilisent aussi des gestes, des mudras, qui donnent plus de force à la prière. Les mudras permettent donc de renforcer le sens et la finalité de la méditation. Mais aussi inversement : la méditation renforce l'effet d'un mudra. Les Indiens ont imaginé à ce sujet un système très diversifié et très complet, mais qui est si complexe et demande tant de moyens que beaucoup ne s'y retrouvent plus et ont besoin de l'aide d'un religieux.

Les méditations, telles que je les comprends et les pratique, me sont devenues une aide indispensable dans ma vie. Je les utilise à tout moment et pour tous mes besoins : pour apporter de la clarté, de la lumière et de la légèreté dans ma vie, pour faire le plein de forces nouvelles, pour résoudre mes problèmes, pour prendre une décision, pour chercher conseil et consolation, pour affiner mes traits de caractère, pour mobiliser mes forces immunitaires, pour développer ma vision de l'avenir, etc. – et pour rechercher le lien avec le divin. La méditation peut s'utiliser dans tous les domaines et résoudre tout ce qui nous attriste, nous pèse ou nous irrite, mais aussi pour acquérir des richesses intérieures et extérieures – et bien sûr aussi pour atteindre nos objectifs spirituels. Utilisons donc pleinement ces possibilités !

Des mudras pour faire le plein de vos forces

Si, un jour, vous vous sentez fatigué, et peut-être même déprimé, beaucoup de mudras peuvent alors vous aider. D'une part parce que vous vous accordez un repos bien mérité, et d'autre part, parce qu'ils permettent d'édifier très concrètement en vous des énergies (qui sont même mesurables).

Les mudras particulièrement stimulants et fortifiants sont les suivants : n° 2, 3, 4, 6, 13, 21, 22, 27, 28, 29, 31, 35, 36, 39.

Des mudras pour la maîtrise de son passé

Si nous voulons être satisfaits et en paix dans notre quotidien, nous ne pouvons pas faire l'économie d'un nettoyage du passé. Cela ne signifie pas qu'il faut avoir le regard rivé sur son passé mais au contraire, que nous nous débarrassions des ressentiments, de la colère, des préjugés, des sentiments de culpabilité – bref de tout ce qui nous oppresse. Le meilleur moyen est le pardon – pardonner à l'autre et se pardonner à soi-même. Mais peut-être que nous n'y parviendrons pas tout seuls, Alors nous prions notre sagesse intérieure, le sur-soi ou le divin, de nous apporter leur aide. Le pardon, comme le disait déjà Jésus et d'autres fondateurs de religions, est l'acte le plus difficile mais aussi celui qui apporte le mieux la paix intérieure. Si nous y parvenons ne serait-ce qu'un peu – et toujours un peu plus – alors il nous ouvre ses portes sur un avenir nouveau, illuminé. Nous avons vraiment pardonné à nous-même et aux autres quand nous pouvons nous les représenter heureux et que nous les accompagnons de tout cœur de nos vœux de tendresse et de bonheur. Pour y parvenir, il faut avoir souvent traversé de grandes douleurs.

Les mudras 12, 32, 42, 47 peuvent accélérer ce travail sur soi-même et le processus de dénouement de nos nœuds.

Des mudras pour de meilleures relations

Notre prochain est notre miroir ! Ce qui nous plaît particulièrement chez autrui c'est aussi ce que nous aimons en nous. Ce qui nous déplaît chez l'autre, nous le rejetons aussi chez nous. Nous rencontrerons toujours le même type de personnes jusqu'à ce que nous ayons appris la leçon. Quand nous aurons passé le cap, alors nos proches changeront en conséquence ou disparaîtront de notre «environnement» et d'autres prendront leur place. Cela peut paraître dur, mais cela est malheureusement la vérité. N'est-il pas vrai que les personnes de notre entourage vivent ce que nous ne voulons pas nous avouer ? Souvent, les autres nous irritent par leur comportement, leurs jugements hâtifs, leurs paroles agressantes ou involontairement blessantes, leur manque d'écoute, ou bien ils nous énervent par leur agitation, veulent toujours avoir raison, sont méfiants – la liste est presque interminable. Mais comment agissons et réagissons-nous ? Depuis longtemps déjà, j'essaie de déchiffrer les messages que les autres m'envoient, en les rapportant à moi-même. Comment suis-je ? Comment est-ce que je me comporte ? Quelle action est-ce que j'exerce sur autrui ? Dans ce processus, j'apprends à mieux me connaître et j'ai la possibilité de me changer. Souvent aussi, nous avons peur de l'autre et de ses réactions et nous préférons nous laisser manipuler et exploiter ou nous voulons gagner son amour en étant «sages» et en redoublant d'amour à son égard.

Les mudras 1, 12, 14, 45, 47 peuvent apporter de la clarté dans nos relations, nous libérer de nos peurs, et nous soutenir dans notre travail de pardon. En ce point, je voudrais toutefois vous adresser une prière instante : quand avec toutes ces observations sur vous-mêmes, vous prenez conscience de tout ce que vous faites «de travers», aimez-vous, chouchoutez-vous, et surtout, osez une fois rire de vous-même, au lieu de toujours vous critiquer et vous insulter. Il nous est toujours donné une nouvelle chance pour essayer de «bien» faire. Je vous y encourage.

Des mudras pour la résolution des problèmes quotidiens

«Chaque problème a aussi en lui sa solution» dit un dicton populaire. La vie veut que l'on soit toujours de nouveau placé devant des défis, des situations et des problèmes qui exigent une solution. Cela nous maintient en éveil, aiguise nos sens et met notre raison au défi. Dans le silence de la méditation, nous pouvons plonger au fond de nous-même et entrer en contact avec ce qu'il y a de plus haut. Là nous pouvons demander, et la bonne réponse viendra toujours au bon moment et de la bonne manière, à travers une autre personne, un livre, une voix à la radio, un sentiment ou quelque chose de semblable. Je pourrais vous raconter les histoires les plus intéressantes à ce sujet. Si je vous racontais seulement par quels chemins détournés j'en suis venu aux sagesses des mudras. Cela confine au miracle ! On m'a dit «Si ce n'est pas de la chance, c'est de la sorcellerie !» Mais ni l'un ni l'autre ne sont vrais, évidemment. Mes expériences m'ont remplie d'assurance et de confiance envers les forces cosmiques – c'est aujourd'hui ma chance ! Mais il n'en a pas toujours été ainsi !

N'oubliez jamais non plus, quand vous avez à prendre une décision, grande ou petite, de recourir à la méditation. Et s'il existe quelque chose que vous voulez absolument, et que vous ne l'obtenez pas (si un appartement ou un boulot vous passe sous le nez, etc.) – c'est que certainement quelque chose de meilleur vous attend. Soyez-en assuré – il en est ainsi.

Les mudras qui conviennent particulièrement à la résolution des problèmes quotidiens sont les n° 14 16, 18, 31, 42, 50, 51.

Des mudras pour se forger son caractère

Nous avons tous des traits de caractère qui nous rendent la vie difficile ou qui sont vraiment gênants (anxiété excessive, manie de critiquer, sentiment de culpabilité, impatience, dépendance, sentiment d'infériorité, nervosité, pessimisme, etc.). La méditation est un moyen merveilleux pour transformer ces traits de caractère ou en changer la polarité. Le mieux est de commencer par un seul aspect. Si nous parvenons, en une année, à changer ne serait-ce qu'une seul trait de caractère, voyez où nous en serons dans dix ans ! Il ne faut pas lutter contre un trait de caractère dont nous voulons nous débarrasser. Il faudrait bien plutôt nous interroger à son sujet et même en reconnaître les bons aspects. C'est la seule manière de lâcher. Demandez d'abord d'où il vient, comment il est venu, quel est son côté positif (toute chose contient aussi l'essence du bien). Chaque trait de caractère inconfortable peut même nous être un indicateur sur notre chemin. Et malheureusement, nous pouvons nous briser à son contact ou au contraire, nous renforcer. Représentons-nous ensuite très clairement ce que cela nous apporte de le changer et d'obtenir que le contraire se produise. Nous pouvons décider à présent de vivre en paix avec ce trait de caractère, en le tenant dans des limites bien précises, ou nous pouvons le faire disparaître en nous représentant des situations dans lesquelles nous vivons avec le trait de caractère opposé (par exemple du courage au lieu de la peur). Ces images intérieures se déplaceront bientôt jusque vers l'extérieur et deviendront alors la réalité extérieure.

Toutes ces considérations peuvent faire l'objet de nos méditations (mudras 13, 22, 23, 24, 30, 38) et nous conduire à vivre de vrais miracles.

Des mudras pour prévoir l'avenir

Combien de gens ont peur de l'avenir – de perdre leur poste de travail, de l'âge, de toutes sortes de maladies. J'ai demandé une fois dans un grand groupe que chacun exprime ses peurs sur l'avenir. Tous furent stupéfaits de la diversité des peurs qui se déclarèrent. L'imagination humaine ne connaît pas de bornes sur ce point. Certains avaient des peurs que les autres ne pouvaient même pas soupçonner. Tous étaient finalement d'accord pour dire que personne, pratiquement, ne regarde d'une manière réaliste vers l'avenir. Pourquoi ne pas faire tout de suite un bon ménage et balayer toutes les peurs inutiles ! La méditation est un moyen merveilleux pour visualiser des images de l'avenir et planifier une vie pleine de sens, avec des objectifs à court et à long terme. La plupart des gens le font inconsciemment, mais nous pouvons aussi planifier consciemment notre avenir, un avenir qui nous corresponde, et nous fasse plaisir. En l'espace de douze ans, la plupart des projets que j'ai formés intérieurement se sont réalisés dans la réalité extérieure. Certains sont encore en suspens. Ils se réaliseront en temps voulu. J'ai d'ailleurs constaté une chose intéressante : les hommes meurent généralement comme ils se le représentent.

Pour faire le projet de votre avenir, les mudras qui conviennent le mieux sont les n° 2, 8, 14, 16, 18, 24, 32, 42.

Des mudras pour se relier au divin

Avez-vous déjà lu quelque part que l'on ait demandé à quelqu'un qui se présente aux portes du paradis s'il avait suffisamment prié ou médité sur terre ? Certainement pas. L'important n'est pas le temps passé à genou ou en méditation mais de mener une vie bien remplie et de parvenir, à travers nos gestes et nos actes, à exprimer la volonté de la conscience cosmique. La mission de notre vie consiste à donner de nous ce que nous avons de mieux et qu'avant et après leur accomplissement, nous remettions nos œuvres au divin. La plus haute règle de toutes les communautés religieuses a toujours été : «prie **et** travaille». Mais pour cela, il n'est pas nécessaire d'entrer dans un ordre. Nous pouvons aussi le faire dans le quotidien.

Les mudras 19, 40, 42, 43, 44, 45, 46, 47, 48, 49, 50, 51, 52 nous aident à nous apaiser, et nous conduisent en outre à la paix intérieure, au contentement et à la joie. Mais cette paix et cette joie doivent à leur tour imprégner nos paroles et nos actes pour que le monde puisse reposer sur eux.

Ces quelques remarques sur la méditation ne sont qu'une ébauche de ce qu'il y aurait à dire. Celui qui veut approfondir pourra consulter d'autres livres à ce sujet.

Pour que le possible se fasse,
il faut toujours de nouveau
tenter l'impossible.
Hermann Hesse

Une méditation pour chaque doigt

Les méditations suivantes ont pour effet de vous permettre de sentir consciemment chacun de vos doigts et la force qu'ils renferment. Vous vous familiarisez ainsi avec chaque doigt et apprenez à le connaître et à l'aimer. Les expériences positives que moi ou d'autres ont faites avec les mudras me confirment que les correspondances établies entre les énergies des chakras et les doigts sont justes et complètent judicieusement le système des méridiens. (Pour plus d'informations sur les chakras, se reporter à l'Annexe D). Nos pensées conscientes et constructives apportent un complément utile. Comme nous l'avons déjà mentionné au début, nos pensées et nos sentiments influencent chacune de nos fonctions corporelles. Ce que nous nous «imaginons» et dont nous nous «persuadons» se manifeste tôt ou tard.

Les guérisseurs hindous avaient découvert il y a longtemps que trop ou trop peu d'un élément (terre, eau, air, feu, éther, voir p. 48) crée la dysharmonie dans le corps ou le rend même sérieusement malade. Nous pouvons donc aussi, à l'aide d'images appropriées, rétablir l'harmonie en notre for intérieur. De même que chaque élément peut être constructif, de même il peut aussi nous détruire. Il est certain que les différents éléments s'influencent mutuellement – et chaque élément a ses besoins propres qui sont satisfaits sans problème quand la personne est dans un état équilibré, calme et dynamique. Mais combien de fois sommes-nous stressés, ne nous accordons-nous pas assez de repos et d'exercice, mangeons-nous trop ou nous laissons-nous accabler par les soucis. Tout cela nous fait perdre l'équilibre. Quand le corps ne parvient plus à maintenir l'équilibre, nous devenons sujets aux maladies.

Les méditations suivantes peuvent aussi s'effectuer durant les heures d'insomnie qui nous tiennent éveillés pendant une longue nuit ou quand nous sommes malades et alités, car elles ne demandent au corps que d'entourer tendrement un doigt à l'aide de ceux de l'autre main.

Pour l'énergie du pouce

Au pouce sont associés l'élément feu, le méridien du poumon et la planète Mars, qui est aussi le dieu de la guerre. Le feu du pouce nourrit l'énergie des autres doigts ou recueille l'énergie en excès et rétablit ainsi l'équilibre. Quand nous pensons à l'incinération des ordures ménagères, nous pouvons imaginer quelle force ordonnatrice peut aussi résulter d'une destruction par le feu. Même dans la nature, quand au cours de nombreuses années s'est développé dans les forêts une monoculture du plus fort, un incendie redonne la possibilité à la diversité de se redéployer. De même, un échauffement excessif du corps par la fièvre détruit des cultures entières de bactéries. Le feu dépend de l'air et s'éteint sans oxygène. Il en va de même de notre respiration cellulaire. Le métabolisme, dans les différentes cellules, ne peut fonctionner valablement qu'en présence d'une quantité suffisante d'oxygène. Et nous pouvons effectivement fortifier chaque partie du corps et chaque organe si nous y introduisons par visualisation ou respiration la lumière et la chaleur dont ils ont besoin.

Exercice

Asseyez-vous ou allongez-vous. Entourez maintenant le pouce droit des quatre doigts longs de la main gauche, et posez le pouce gauche contre le bord intérieur de la main droite. Fermer les yeux.

Sentez à l'intérieur d'une partie de votre corps qui est affaiblie ou malade. Imaginez maintenant qu'au milieu de votre corps (au niveau du nombril) brille une lumière. À chaque respiration, dirigez cette lumière sur la partie du corps malade. Laissez dans un premier temps s'échapper de gros nuages de fumée (substances qui rendent malade, douleurs, etc.) Puis ne vous concentrez plus que sur la lumière qui remplit, illumine et guérit lentement cette partie du corps.

Maintenez encore un instant le pouce serré, sans bouger, et sentez le flux de chaleur. Puis entourez le pouce gauche et tenez-le un moment lui aussi.

Pour l'énergie de l'index

À l'index sont associés le chakra du cœur, le gros intestin et le méridien profond de l'estomac. Ici nous retrouvons le tact de ceux qui sont doués de «flair», de la capacité à réfléchir, et d'inspiration. L'énergie de l'index plonge au plus profond de nous-même puis remonte vers le cosmos. Nous pouvons donc puiser dans notre for intérieur (intuition) et recevoir du cosmos (inspiration). Dans ce doigt cohabitent la proximité et l'éloignement dans l'espace. De combien d'espace avons-nous besoin ? Quelle proximité supportons-nous ? L'élément air représente toujours aussi l'esprit – la force des pensées. Les pensées sont invisibles comme l'air et pourtant elles sont, comme le constatent les yogis, la cause de tout ce que nous faisons – ou ne faisons pas – de ce que nous repoussons ou attirons, de notre santé et de notre humeur, de toute la forme que nous donnons à notre vie. La force de la planète Jupiter lui est également rattachée et elle représente l'éternel changement des choses. Il s'agit donc d'accepter la vie avec toutes ses facettes, de travailler sur ce qu'elle nous donne (digérer) et de le relâcher. Dans ce doigt réside aussi un regard clair et précis dirigé sur l'avenir. Comme nos pensées sont si importantes, il faudrait que nous en observions plus souvent la qualité. Si nous faisons la méditation suivante pendant plusieurs jours successifs, nous remarquerons que nos pensées obéissent à un certain schéma – à une habitude. Les pensées peuvent être modifiées dès qu'on en est conscient. Toute modification nécessite toujours un certain temps. Si nous remplaçons donc constamment des pensées nuisibles par d'autres, notre environnement aussi changera en conséquence.

Exercice

Asseyez-vous ou allongez-vous. Entourez maintenant l'index droit des quatre doigts longs de la main gauche, le pouce allant jusqu'au milieu de la main droite. Fermer les yeux.

Vous êtes assis devant un champ de blé et contemplez les épis ondoyants. Sur l'inspiration, les épis se penchent vers vous et sur l'expiration, ils se penchent dans la direction opposée. Parfois vous voyez l'ensemble du champ, puis vous revenez à l'épi. Vous voyez aussi comment la pièce autour de vous rétrécit pendant l'inspiration et comment elle s'agrandit pendant l'expiration. Les épis jaunes représentent le caractère éphémère des choses, la grande mort, mais contiennent déjà en eux les graines d'un nouveau recommencement. Après un moment, plongez votre regard dans l'étendue infinie du ciel bleu parsemé de nuages puis dans l'intimité de votre cœur Observez à présent vos pensées qui vont et viennent et réfléchissez quelques instants sur ces pensées. Comment pensez-vous principalement : de manière positive, négative, confiante, apeurée, en ruminant sans cesse des pensées et des soucis, en critiquant, en restant accroché à des souvenirs ou en vous orientant sur l'avenir ?

Maintenez encore un instant l'index serré, sans bouger, et sentez l'afflux de chaleur. Puis entourez l'index gauche et tenez-le un moment à son tour.

Pour l'énergie du médium

Les Indiens de l'Inde appellent aussi ce doigt le doigt du ciel ; on lui associe le chakra de la gorge. Regardez-le. C'est le doigt le plus long, il dépasse tous les autres. Son énergie rayonne loin à l'infini. Il pourrait aussi être considéré comme une échelle céleste. Saturne, qui lui est relié, se trouve en bordure de notre système solaire et est aussi appelé le «gardien du seuil». La porte du ciel est l'endroit où il faut rendre compte de notre vie sur terre. Nous retrouvons cette symbolique dans le chakra de la gorge, la porte de la pureté, qui s'ouvre quand l'élève est pur dans son esprit et dans son cœur. Mais pour progresser sur notre chemin spirituel, nous devons d'abord nous acquitter de nos devoirs terrestres, et c'est ce que représentent les méridiens qui le traversent – le méridien du système circulatoire et le méridien profond lié à la vessie. Tous deux permettent de prendre à bras le corps les défis de la vie et de la maîtriser. Leurs qualités sont le dynamisme, l'activité, l'audace et le plaisir d'agir. L'éventail des énergies du médium couvrent un large spectre, depuis une vie active jusqu'à loin dans l'au-delà, et pourrait être caractérisé à l'aide de la formule suivante : «aide-toi, le ciel t'aidera'.

Exercice

Asseyez-vous ou allongez-vous. Entourez maintenant le médium droit des quatre doigts longs de la main gauche, le pouce allant jusqu'au milieu de la main droite. Fermer les yeux.

Imaginez que vous êtes en train de pratiquer votre occupation préférée, de suivre votre penchant ou de mettre en œuvre vos talents, de surmonter des obstacles qui vous barrent la route et que vous prenez plaisir à votre activité. Vous réussissez et voyez en pensées quelle tournure vous donnez à votre succès. Votre action enrichit les autres (votre famille, des individus isolés ou le monde entier). Représentez-vous d'une manière particulièrement détaillée votre contact avec les forces divines qui vous aident dans cette entreprise et vous indiquent le chemin.

Si votre métier ne vous satisfait pas, si vous n'avez pas de loisirs ou des domaines d'intérêt particuliers qui vous correspondent, il est temps de vous interroger au fond de vous-même, de questionner sans relâche votre sagesse intérieure jusqu'à ce que vous receviez une réponse. Priez en même temps aussi de recevoir l'énergie, symbolisée par le médium, pour effectivement prendre en main votre affaire. Et surtout, priez les forces divines qu'elles vous aident – contractez avec elles une relation de partenariat étroite et confiante.

Maintenez encore un instant le doigt serré, sans bouger, et sentez le flux de chaleur. Puis entourez le médium gauche et tenez-le aussi un moment. Cette position des mains est excellente en cas de tensions de la nuque.

Pour l'énergie de l'annulaire

À l'annulaire sont associés Apollon, le dieu du soleil, et le chakra racine qui régit le bas du bassin. Cette force confère à l'homme de la persévérance, de l'endurance et la capacité à mener à bien un projet. Les Chinois ont associé ce doigt au méridien profond du foie. La force du foie procure aux hommes la patience, la tranquillité, l'espoir et la vison de l'avenir. À l'extrémité de l'annulaire commence le Triple Réchauffeur. Ce méridien régit toutes les fonctions protectrices du corps et est responsable de la température du corps qui, de son côté, régit le fonctionnement cellulaire. Si ce méridien travaille de manière optimale, il confère à l'homme la capacité de conserver son équilibre dans les situations qui lui pèsent, ce qui est aussi la condition pour le bon fonctionnement du système immunitaire. Dans ce doigt règne par conséquent une force qui soutient, qui pénètre partout et se dirige vers le haut.

Exercice

Asseyez-vous ou allongez-vous. Entourez maintenant l'annulaire gauche des quatre doigts longs de la main droite, le pouce allant jusqu'au milieu de la main gauche. Fermer les yeux.

Imaginez-vous un sol nu, des éboulis sous toutes leurs formes, un désert, des montagnes, des îles. Que se passe-t-il si des masses de terre se mettent en mouvement ? Et si la terre se desséchait ? Si la terre était tout entière exposée au soleil brûlant ? Représentez-vous à présent une terre fertile. laissez se déployer tout doucement la végétation – des petites plantes, des grandes plantes, beaucoup de vert. Maintenant, tournez-vous vers une seule graine qui repose très profondément dans la terre. À chaque respiration, quelque chose se met en mouvement à l'intérieur de cette graine jusqu'à ce qu'elle éclate et que le germe perce en direction de la lumière. En même temps, il enfonce ses racines dans les profondeurs de la terre. Il devient un arbre qui pousse très lentement. Vous attendez patiemment et regardez comment la plante se développe jusqu'à atteindre sa pleine taille. Le temps ne compte plus. Seul compte la croissance continue de la plante. L'arbre portera chaque année de nouvelles fleurs et de nouveaux fruits. Ni l'arbre, ni nous ne savons pourquoi il en est ainsi. Comme l'arbre, nous voulons nous aussi nous donner pleinement à la vie et nous savons que tout cela a du sens, même si nous ne parviendrons sans doute jamais à sonder entièrement ce grand mystère. De même que l'arbre change avec chaque année, de même notre développement intérieur se poursuit continuellement. Nous pouvons beaucoup influer sur sa capacité à nous apporter des joies ou des souffrances.

Maintenez encore un instant le doigt serré, sans bouger, et sentez le flux de chaleur. Puis entourez l'annulaire droit et tenez-le aussi un moment.

Pour l'énergie du petit doigt

Le deuxième chakra, qui porte sur la sexualité, est associé au petit doigt. Ici, il s'agit des relations entre les hommes en général, et des relations de couple en particulier. Cette correspondance avec la sexualité a son origine dans le hatha-yoga, alors que dans le bouddhisme, la sexualité est attribuée à l'annulaire. Dans le petit doigt réside aussi la capacité à communiquer. La conception des guérisseurs chinois, qui associaient ce doigt au cœur, est confirmée par les yogis pour qui l'eau serait associée au petit doigt, l'eau symbolisant le domaine des sentiments. Des relations pleines de joie qui remplissent l'être ne réchauffent pas seulement le cœur mais le nourrissent et le renforcent aussi. Et un cœur regorgeant d'énergie crée la capacité de se réjouir. Cela nous donne des sentiments élevés et de la bonne humeur. Nos humeurs, qui sont toujours la résultante des sentiments du moment, peuvent être comparées aux vagues à la surface d'une étendue d'eau. Elles sont dans une harmonie bien rythmée ou violente et l'eau est claire et propre – ou sale, lourde et sombre, si elle est peu profonde.

Exercice

Asseyez-vous ou allongez-vous. Entourez maintenant le petit doigt gauche des quatre doigts longs de la main droite, le pouce allant jusqu'au milieu de la main gauche. Fermer les yeux.

Vous êtes assis en esprit au bord de la mer et observez les vagues – elles se projettent vers vous, se retirent de nouveau et disparaissent. Il en va de même de vos sentiments, de vos humeurs et de vos relations avec les autres. Le fait de donner et de recevoir de l'amour obéit aussi à la même loi. Soyez conscient du fait que vous ne pouvez recevoir que la quantité d'amour que vous pouvez aussi donner inconditionnellement. Cela n'a pas besoin de se traduire par des actes spectaculaires. Il suffit d'un cœur bienveillant et chaleureux à l'égard de son prochain, des animaux, des plantes, de l'air et de la terre. Représentez-vous en esprit une autre personne (quelqu'un de précis, ou quelqu'un en général), voyez-la heureuse, encouragez-la au besoin. Croyez en ses capacités et en son bon fond. Dépeignez-vous des scènes entières, dans lesquelles elle est joyeuse et sourit avec bonheur. Si vous n'avez personne de proche, faites ce petit exercice – peut-être dans le métro – avec quelqu'un d'étranger. Je vous garantis des merveilles si vous vous y tenez pendant quelques jours ou semaines. Le moment viendra où votre cœur débordera de joie. Mais l'important est que vous devez tout d'abord vous attendre à rien. Vous envoyez votre bienveillance – votre amour – inconditionnellement. Ayez juste un peu de patience, jusqu'à ce que les graines aient germé.

Maintenez encore un instant le petit doigt serré, sans bouger, et sentez le flux de chaleur. Puis entourez le petit doigt droit et tenez-le encore un moment.

Non dans les champs ou sur les arbres,
mais dans les cœurs,
doivent germer les bourgeons
d'un monde meilleur.
Gottfried Keller

Des mudras pour le corps, l'esprit et l'âme

Même si les mudras suivants sont principalement utilisés pour accompagner une guérison ou soulager des troubles physiques, ils exercent évidemment aussi une influence sur le psychisme et la pensée, surtout s'ils sont complétés par des visualisations et des affirmations positives.

Comme nous l'avons déjà évoqué, aucune maladie ne tombe du ciel et quand nous méditons et utilisons ces mudras, simplement pour éliminer les symptômes de maladie et les douleurs, nous ne pratiquons rien d'autre que la politique de l'autruche. Cela peut nous apporter un résultat à court terme, mais la guérison n'est pas durable. Nous pouvons et devons utiliser les mudras, les plantes et d'autres remèdes pour nous guérir, mais il est en même temps indispensable d'interroger la maladie. *Premièrement* : quelle en est la véritable cause ? Nous pouvons, pendant la méditation, le demander à notre sagesse intérieure, à notre Soi supérieur, ou à la lumière divine en nous. Peut-être ne vient-elle pas de très loin, nous avons simplement mangé quelque chose qui ne convenait pas ou étions stressés ; ou bien nous n'avions pas assez de repos et avons surmené notre système immunitaire. Des sentiments négatifs comme la rancœur, la haine, la jalousie, l'avarice, etc. rendent tout autant malade et sont justement souvent la cause de troubles chroniques. *Deuxièmement* : quel «gain» m'apporte la maladie ? Dans chaque maladie réside aussi un gain : avoir enfin le droit au repos, des gens qui s'occupent de vous, recevoir de la compassion, ne plus être responsable, etc. Mais le repos, l'attention, la compassion, etc. nous devons nous les accorder nous-mêmes et non pas les attendre d'autrui. Nous pouvons développer une stratégie, pour déterminer comment obtenir le gain espéré sans passer par la maladie. *Troisièmement* : nous devons être prêts à lâcher tout ce qui rend malade. Les cures de purification sont sur ce point de la plus grande importance. Déjà les chamanes des peuples primitifs commençaient leurs rituels de guérison en chassant les mauvais esprits. Demandez-vous ce qui rend malade. Quelles pensées, quels sentiments, quelles habitudes ? Etes-vous prêt à les abandonner ? Cette auto-analyse, cette façon de chercher en soi-même : «pourquoi suis-je malade ?» a donné à ma vie une toute nouvelle qualité. Cela demande toutefois un minimum d'hônneteté et de rigueur. Il n'y a pas d'acquit définitif, mais un chemin continu vers la connaissance de soi. Cependant, au-delà de toute l'honnêteté et de toute la rigueur requises, n'oubliez pas, s'il-vous-plaît, l'amour, les soins attentionnés et la compréhension qu'il convient de s'accorder à soi-même. Plus vous êtes en échec, plus vous avez besoin d'amour.

1. Mudra Ganesh

(l'éléphant ; Ganesh,
la divinité qui surmonte tous les obstacles)

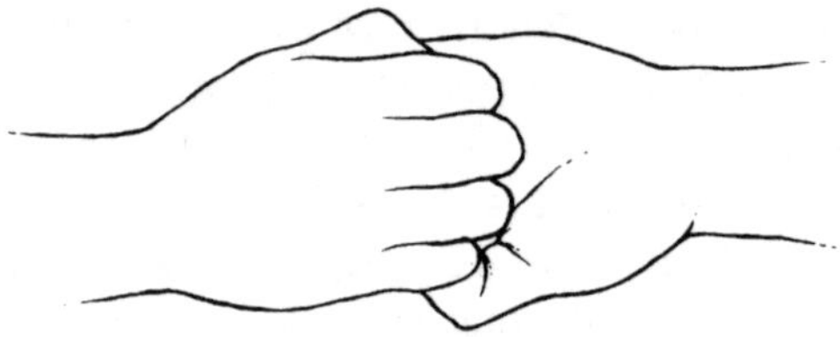

Tenir la main gauche devant la poitrine, paume tournée vers l'extérieur. Recourber les doigts. La main droite vient s'accrocher dans la gauche, dos vers l'extérieur. Placer les mains au niveau du cœur, tout près de la poitrine. Pendant l'expiration, tirer fortement les mains comme pour les écarter l'une de l'autre, mais sans lâcher la prise. Les muscles des bras et de la région thoracique se tendent. Pendant l'inspiration, toutes les tensions se relâchent. Répéter 6 fois ce geste puis poser doucement les deux mains sur le sternum et sentir l'effet produit. Intervertir les positions des mains. La paume droite est tournée vers l'extérieur. Répéter encore 6 fois le geste. Puis restez un moment en silence.

Une fois par jour suffit.

Variante : même exercice, mais les avant-bras, au lieu d'être à l'horizontale, sont en diagonale, c'est-à-dire que l'un des coudes est dirigé de biais vers le bas et l'autre vers le haut.

Ce mudra stimule l'activité du cœur, fortifie la musculature cardiaque, ouvre les bronches et résorbe les tensions de toutes sortes dans ce domaine. Il ouvre le quatrième chakra et rend courageux, confiant et ouvert aux autres.

Curieusement, j'ai remarqué que je faisais précisément ce geste quand j'essayais d'insuffler du courage à quelqu'un : «Prends ton courage à deux mains – tu le peux !» C'est comme si les mains donnaient de la force aux mots – et bien sûr aussi au cœur. Le célèbre «docteur-brousse», Albert Schweitzer, énonce ce même problème à un autre niveau, quand il dit : «Il y a beaucoup de glace entre les hommes parce qu'ils n'osent pas se donner les uns aux autres avec toute la cordialité qu'ils ont pourtant.»

L'aubépine (crataegus oxyacantha L.) fortifie le cœur.

Comme le mudra Ganesh active l'élément feu (voir Annexe C), qui réagit positivement à la couleur rouge, la visualisation suivante soutient l'activité cardiaque et circulatoire. Elle encourage à rencontrer les autres d'un cœur ouvert et bienveillant.

Visualisez la couleur rouge : une mosaïque, un mandala ou un tapis aux différentes nuances de rouge. Restez avec tous vos sens orientés sur cette couleur. Le rouge doit fortifier, réchauffer, élargir votre cœur et vous donner le courage d'être ouvert et confiant.

Affirmation positive : ouvert, confiant, et plein de courage, je vais à la rencontre des autres.

2. Mudra Ushas

(pointe du jour – origine de toutes choses)

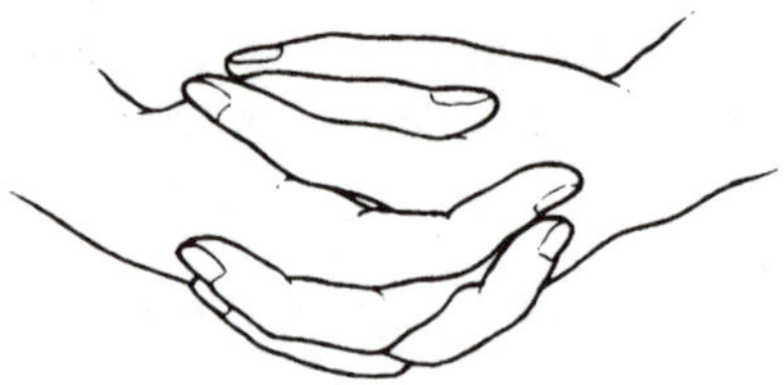

Les doigts sont entrecroisés de façon que le pouce droit repose sur le gauche et appuie légèrement dessus.

Important : les femmes posent le pouce droit entre le pouce gauche et l'index gauche et appuient dessus avec le pouce gauche.

Tous les jours, 5 à 15 minutes. Ce mudra est maintenu jusqu'à ce que l'effet souhaité se produise.

Quel que soit notre âge, il y a toujours un nouveau départ, un nouveau commencement devant nous. Ainsi, le second chakra, qui comprend la sexualité et la créativité, cache toujours aussi quelque chose de nouveau, un secret qui veut être révélé. Ce mudra concentre l'énergie sexuelle du deuxième chakra et l'oriente vers les centres d'énergie supérieurs. Il nous apporte de la fraîcheur d'esprit, du plaisir et de nouvelles impulsions. Il harmonise en outre notre système hormonal.

Le mudra Ushas aide aussi à être en train le matin. Vous êtes encore somnolent au lit. Posez alors les mains croisées sous l'arrière de la tête. Inspirez plusieurs fois profondément et avec force, ouvrez grand les yeux et la bouche puis enfoncez les coudes vers l'arrière, dans l'oreiller. Pendant l'expiration, relâchez toute tension. Répéter 6 fois. Si malgré tout vous n'étiez pas encore vraiment réveillé et dispos, frottez fortement les chevilles et l'intérieur des poignets l'un contre l'autre, comme un silex dont vous voudriez faire jaillir l'étincelle. Pour finir, vous pouvez encore lever les bras vers le haut et vous étirer de toutes vos forces.

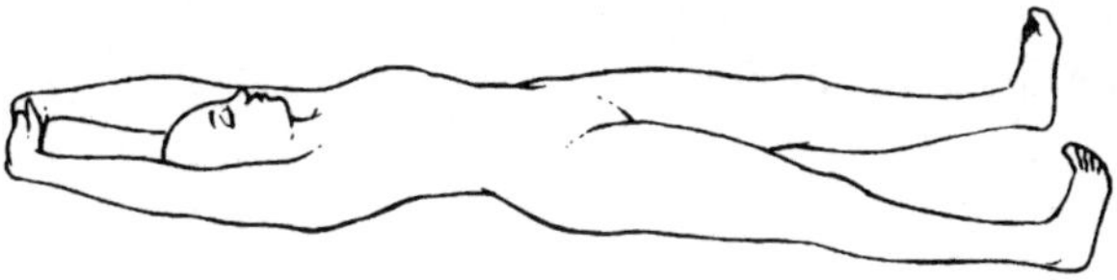

Le thé vert et le romarin exercent un effet rafraîchissant (rosmarinus officinalis L.)

Imaginez-vous assise en un endroit propice pour contempler un lever de soleil. Le soleil se lève lentement, et vous laissez agir longtemps sur vous les couleurs rouge, orange et jaune, qui réveillent et égaient. Imaginez à présent que vous êtes plein d'une force juvénile et d'impulsions nouvelles et que vous jouissez de la vie ; un être qui entre dans le monde avec beaucoup d'amour et l'enrichit de ses cadeaux – un sourire chaleureux, de bonnes actions et de belles choses.

Affirmation positive : rempli de joie et d'enthousiasme, je puis accomplir de grandes choses. Je veux jouir pleinement de la vie.

3. Mudra Pushan

(consacré au dieu du soleil Pushan, également dieu de l'alimentation)

Version 1 – Main droite : les extrémités du pouce, de l'index et du médium se touchent, les autres doigts sont tendus.

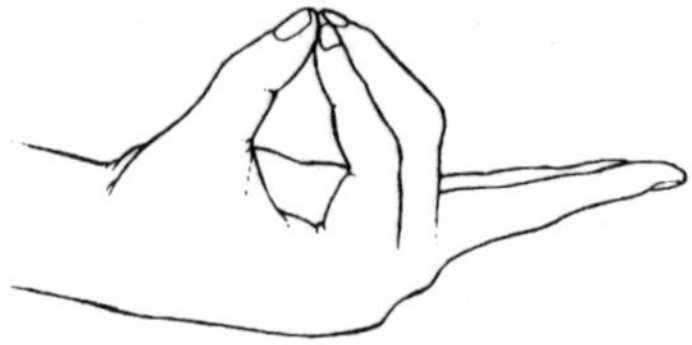

Main gauche : les extrémités du pouce, du médium et de l'annulaire se touchent, les autres doigts sont tendus.

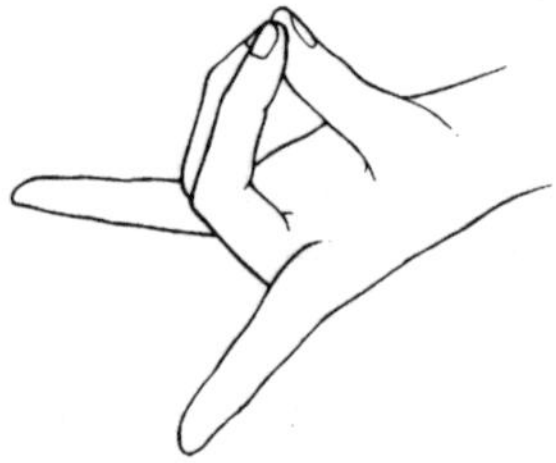

Version 2 – Main droite : les extrémités du pouce, de l'annulaire et du petit doigt se touchent, les autres doigts sont tendus.

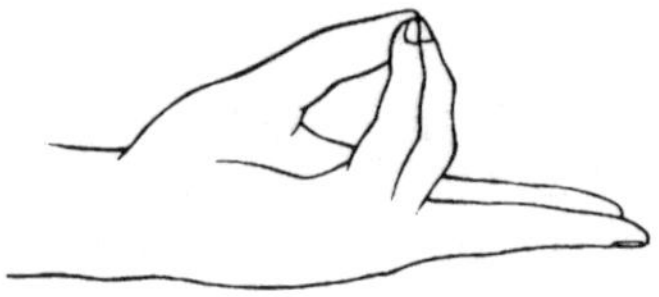

Main gauche : comme Version 1.

Ces deux mudras peuvent servir de remède immédiat ou en cas de mal chronique, être pratiqués 4 fois par jour pendant 5 minutes.

Version 1 : ce mudra symbolise par le geste de la première main le fait de recueillir, de recevoir et par le geste de l'autre main le fait de laisser couler, de donner et de lâcher. Ces deux aspects devraient être coordonnés pendant la digestion. Le mudra influe sur les flux d'énergie qui interviennent dans les phases de prise de nourriture, d'assimilation et d'excrétion. Il rend la respiration plus profonde et accroît donc par là l'absorption d'oxygène et l'éjection de gaz carbonique dans les poumons. Il a un effet décontractant au niveau du plexus solaire, c'est-à-dire dans la région de l'estomac, du foie, de la rate et de la vessie, régule les énergies dans le système neurovégétatif, mobilise les énergies qui interviennent dans l'excrétion et désintoxique. Son effet est excellent en cas de nausée ordinaire ou aiguë, de mal de mer, de ballonnements et d'impression de lourdeur après un repas.

Ce mudra peut être renforcé par l'utilisation de fenouil (foeniculum vulgare), d'anis (pimpinella anisum) et de cumin (carum carvi).

Version 2 : La réunion des énergies du pouce, de l'annulaire et du petit doigt a pour effet d'activer le processus de digestion inférieur et d'excrétion. Ce mudra peut être considéré comme une pompe à énergie générale. Il stimule la fonction cérébrale, comme cela a été prouvé scientifiquement. La disposition des doigts de la main droite active l'énergie dans le bas du bassin, comme un feu flamboyant rendu incandescent. L'énergie ainsi développée est dirigée vers le haut. Tous les organes, l'humeur du moment et le penser (concentration, mémoire, logique, enthousiasme, etc.) sont influencés positivement par cette posture.

Pendant l'*inspiration*, vous absorbez des énergies sous forme de lumière. Pendant la *pause respiratoire*, vous leur donnez la place et le temps de se répandre dans le corps et d'y être transformées. Pendant *l'expiration*, vous permettez aux énergies usées de s'exhaler. Avec chaque respiration, le plan physique mais aussi le plan du sentir et du penser deviennent plus lumineux et plus clairs.

Affirmation positive : avec gratitude j'accepte tout ce qui m'est destiné, je le laisse agir en moi et restitue tout ce qui a été utilisé.

4. *Mudra bronchial*

Les deux mains : poser le petit doigt sur la racine du pouce, l'annulaire sur la phalange supérieure du pouce et le médium à l'extrémité du pouce.

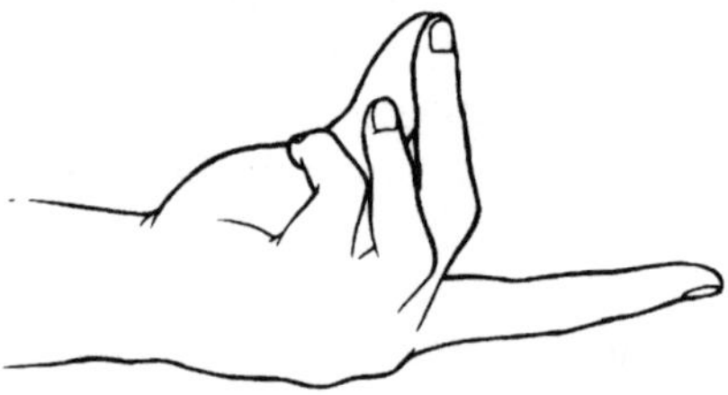

En cas de crise d'asthme aiguë, pratiquer tout d'abord ce mudra pendant 4 à 6 minutes, puis enchaînez avec le mudra de l'asthme (n°5), jusqu'à ce que la respiration soit redevenue normale. Pour un traitement de longue durée, tenez les deux mudras 5 fois par jour pendant 5 minutes.

Les personnes présentant des troubles respiratoires souffrent souvent aussi de solitude intérieure, d'abandon, de misère sexuelle et de tristesse. Extérieurement, elles savent souvent fort bien camoufler ces sentiments par de l'humour. Ou bien, les personnes se lient à d'autres en se chargeant de leurs devoirs et de leurs soucis. Cela crée évidemment beaucoup de tensions de sorte que ces personnes finissent par manquer de temps et de respiration. Comme je ne connais que trop bien ce problème, je peux peut-être vous donner un conseil sur la manière de sortir de ce dilemme. Il est important que vous laissiez exister tranquillement vos sentiments et vos pensées négatifs et que vous les regardiez. Soyez conscients du fait que ces sentiments aussi sont des vagues à la surface de l'eau – elles se créent et redisparaissent. De tels sentiments ont souvent pour cause un état général affaibli dû à une respiration trop superficielle, et donc mauvaise, parce qu'elle ne permet pas d'alimenter le réservoir de forces intérieur. Un réservoir trop petit entraîne des faiblesses non seulement au plan physique mais aussi au plan de la pensée et des sentiments. Peurs, tristesse, insatisfaction et sensibilité excessive en sont alors la conséquence.

Tous les exercices respiratoires et corporels du yoga construisent cette force intérieure et maintiennent le niveau d'énergie au plus haut (pratiquez chaque jour au moins 30 minutes – vous trouverez une série d'exercices correspondants à la page 195). La méditation d'accompagnement ci-dessous agit dans le même sens. Vous êtes assise bien droit et tenez les mains à environ 10 cm du corps. Quand les bras fatiguent, posez les mains sur les cuisses.

Les herbes les plus importantes pour les bronches sont le thym (thymus serpyllum L.), la primevère (primula veris L.) et le sureau (sambucus nigra L.).

Dirigez la conscience vers le bas du bassin et sentez votre assise. *Inspiration* : dirigez maintenant la conscience dans le ventre, l'estomac, la poitrine, la gorge, le front et le sommet de la tête, tout en comptant jusqu'à 7. Retenez le souffle pendant 5 secondes. *Expiration* : dirigez la conscience du haut vers le bas et comptez à rebours, de 7 à 1. Attendez patiemment de sentir l'impulsion pour inspirer. Puis dirigez de nouveau la respiration vers le haut sur l'inspiration. Les pauses après l'inspir et l'expir sont très importantes.

Affirmation positive : chaque inspiration ou expiration me donne de la force, fortifie mon corps, mon esprit et mon âme.

5. *Mudra de l'asthme*

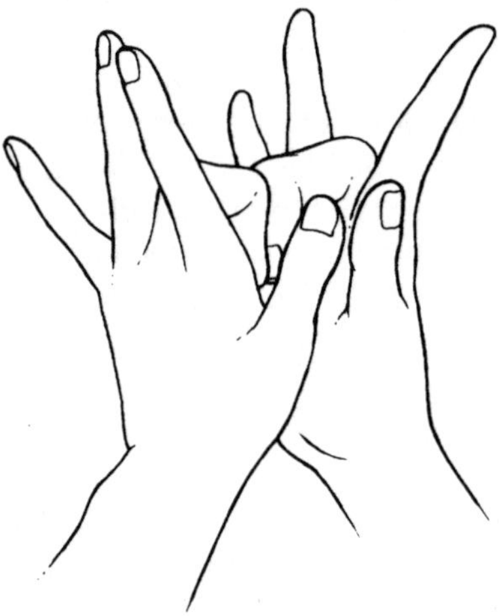

Les deux mains : presser l'un contre l'autre les ongles des médiums et maintenir tendus les autres doigts.

En cas de crise d'asthme aiguë, pratiquer tout d'abord pendant 4 à 6 minutes le mudra bronchial n° 4 jusqu'à ce que la respiration se soit apaisée puis enchaînez avec le mudra de l'asthme. Pour un traitement de longue durée, pratiquez ces deux mudras 5 fois par jour pendant 5 minutes.

Malheureusement, je ne fais pas partie de ces asthmatiques qui ont eu la chance de suivre un traitement radical à base de médicaments et se sont ainsi débarrassés une fois pour toutes de leur trouble. Dans la famille de mon père, les asthmatiques étaient nombreux – un «sympathique» héritage, donc. Et pourtant, je vis sans médicaments, parce que je m'en tiens à certaines règles de comportement. Mes conseils seront certainement utiles à d'autres asthmatiques, c'est pourquoi je les donne volontiers :

- Par temps froid, ne jamais respirer par la bouche, parce que cela provoquerait une inflammation et un encombrement des bronches.
- Si possible, ne jamais être pressé, parce que chaque état de stress active la sécrétion d'adrénaline. Or l'adrénaline favorise l'encombrement et le rétrécissement des bronches.
- Manger léger et peu de viande : de la viande 1 fois par semaine suffit. Pas de produits laitiers, ni de tomates, pas de piments doux ou de kiwis. Ne pas fumer – cela va de soi.

- Ne pas prendre de médicaments qui affaiblissent le système immunitaire, p. ex. des antibiotiques.
- Respirer assez d'air frais en se promenant longtemps, pratiquer chaque semaine un peu de yoga ou de gymnastique et prendre suffisamment de repos.

La plupart de ceux qui souffrent d'asthme connaissent une grande solitude intérieure (trop de distance par rapport au monde) ou ne peuvent pas se mettre de limites et se sentent acculés par trop d'obligations qui leur pèsent.

Le marrube (marrubium vulgare L.) et la nigelle (nigella sativa) soulagent en cas d'asthme.

Visualisez des grandes étendues – la mer, le ciel et ses nuages, les montagnes (vous vous tenez sur un sommet). Accueillez ces étendues dans votre cœur et dans vos poumons. Sur l'expiration, augmentez la distance et sur l'inspiration réduisez-la de nouveau jusqu'à des dimensions qui vous conviennent. Puis faites la même chose avec des personnes ou avec des contraintes qui vous pèsent.

Affirmation positive : je me détache de tout ce qui me restreint et veux pleinement goûter ma nouvelle liberté. Je me sens en sécurité dans la lumière divine et porté par elle.

6. Mudra Pran

(mudra de vie)

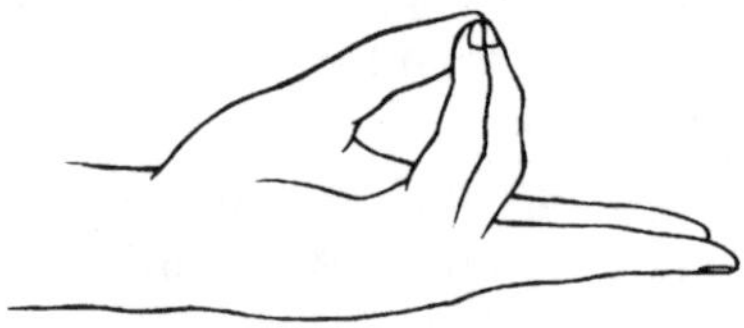

Avec les deux mains : réunir les extrémités du pouce, de l'annulaire et du petit doigt. Les autres doigts restent tendus.

En cas de besoin, 5 à 30 minutes ou en cure 3 fois par jour pendant 15 minutes.

Le mudra Pran active le chakra racine (voir Annexe D) où réside la force primordiale élémentaire de l'homme. J'aime comparer cet endroit avec un feu qui peut flamboyer ou brûler tout doucement. Cette position des mains stimule l'énergie nourricière au bas du bassin.

Ce mudra accroît donc la vitalité générale, réduit la fatigue et la nervosité, améliore le pouvoir visuel et s'utilise également pour combattre certaines maladies oculaires. Au plan psychique et mental, il apporte la persévérance et la capacité à aller au bout de sa volonté, une saine confiance, le courage de commencer quelque chose à neuf et la force de surmonter une épreuve. Des yeux clairs sont aussi le signe d'une vision claire des choses et d'un esprit dégagé, c'est-à-dire de pensées et d'idées bien structurées.

Si, dans le mudra Pran, vous appuyez le pouce non pas contre les extrémités mais contre les ongles des autres doigts, cela aura alors pour effet, d'après Kim da Silva, que les hémisphères cérébraux gauche et droit agissent de manière équilibrée, qu'ils sont tous deux actifs et se complètent mutuellement, ce qui est très important pour une bonne santé générale.

La nervosité est généralement le signe d'une faiblesse, de trop de distraction et d'un manque de tenue intérieure. Le mudra Pran, combiné à une respiration consciente, ralentie et légère, ancre solidement les énergies et apaise.

La fleur de la Passion (passiflora caerulea L.), le millepertuis (hypericum perforatum L.) et l'avoine (avena sativa L.) fortifient le système nerveux et stimulent la persévérance.

Imaginez que vous êtes un arbre. Si cela vous semble difficile, placez en pensée un arbre devant vous. Pendant l'*inspiration*, vous voyez comment la force s'écoule dans les racines et comment les racines grossissent et s'allongent. Pendant l'*expiration*, la force afflue à l'intérieur du tronc et de là jusqu'à la cime et encore au-delà, jusqu'au ciel et en direction du soleil. Plus le réseau des racines s'agrandit, plus la cime prend de l'expansion. Il en va de même pour nous, pour notre être, pour nos actes et nos gestes.

Affirmation positive : j'ai envie de mordre dans les petites et les grandes aventures de la vie et digère les défis avec joie et plaisir.

7. Mudra Linga

(mudra au pouce dressé)

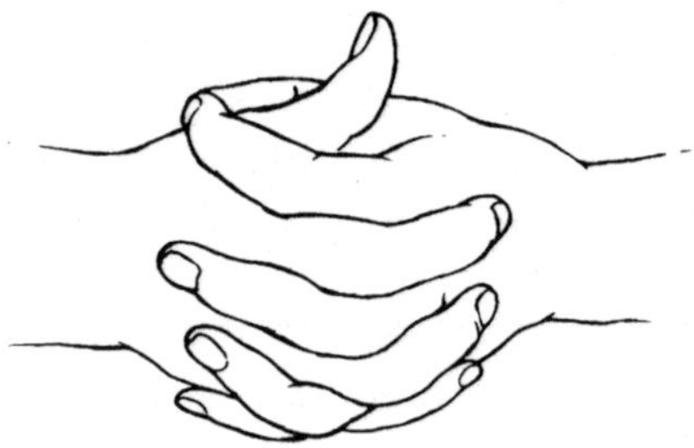

Poser les deux paumes l'une contre l'autre et croiser les doigts, un pouce restant dressé. Ce pouce est ensuite entouré par le pouce et l'index de l'autre main.

En cas de besoin, ou 3 fois par jour pendant 15 minutes.

Cette position des doigts accroît la résistance à la toux, aux refroidissements, aux infections pulmonaires et dissout les glaires qui se sont accumulées dans la poitrine. Elle est également très utile aux personnes qui souffrent de troubles respiratoires quand le temps change. Elle élève aussi la température du corps et convient particulièrement aux personnes qui développent trop peu de fièvre. La fièvre est très importante, car beaucoup de bactéries ne sont tuées dans le corps qu'à partir d'une certaine température.

Le mudra Linga peut, selon Dev Keshav, aussi réduire un poids excessif mais doit, à cet effet, être pratiqué avec un soin particulier 3 fois par jour pendant 15 minutes. Boire au moins 8 verres d' eau par jour et prendre beaucoup d'aliments refroidissants tels que le yaourt, le riz, la banane et les agrumes. Si ce mudra est pratiqué trop longtemps, un sentiment de lourdeur et de léthargie peut s'installer. C'est le signe qu'il faut réduire la durée de l'exercice et absorber davantage d'aliments et de boissons refroidissants.

Pour stimuler le système immunitaire et élever la température du corps, vous pouvez commencer par l'exercice suivant au nom évocateur de «jeter la maladie derrière soi» ; puis couché ou debout, pratiquez le mudra Linga jusqu'à ce que vous ayez vraiment chaud.

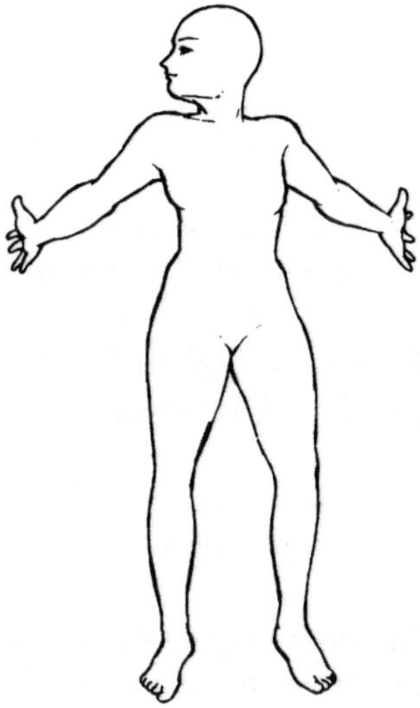

Position de base : écarter légèrement les jambes, fléchir un peu les genoux et placer les mains devant la poitrine.
Inspiration : jeter les bras en arrière, tourner la tête vers la droite et regarder par dessus l'épaule.
Expiration : ramener les mains sur la poitrine et tourner la tête vers l'avant.
Répéter au moins 3 fois.

On conseille généralement echinacea angustifolia pour l'activation du système immunitaire.

Imaginez un feu dans votre corps qui brûle les bactéries, les déchets et toutes les substances de lest inutiles.

Affirmation positive : ma force de résistance se développe d'instant en instant.

8. Mudra Apan

(mudra de l'énergie)

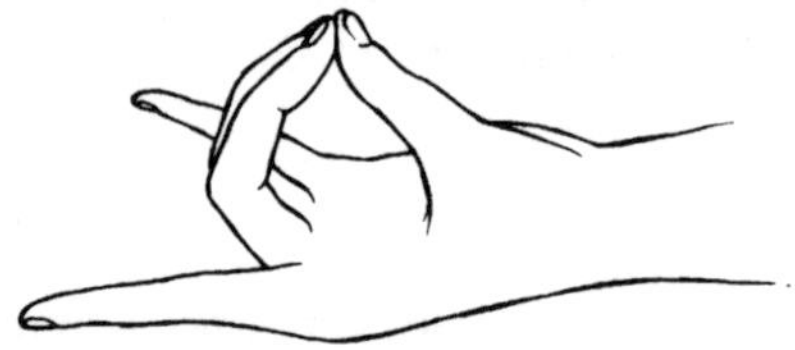

Avec les deux mains : réunir les extrémités du pouce, du médium et de l'annulaire – les autres doigts restent tendus.

En cas de besoin 5 à 45 minutes, ou en cure 3 fois par jour pendant 15 minutes.

Ce mudra élimine les impuretés et les toxines du corps ainsi que les problèmes urinaires, selon Keshav Dev.

Le mudra Apan stimule aussi l'élément Bois auquel est associée l'énergie du foie et de la vessie (voir Annexe C). Cet élément est en outre en lien avec la force et la joie du printemps et du renouveau, le désir de retrousser ses manches et de se forger des images d'avenir.

En outre, le mudra Apan exerce sur les sentiments un effet équilibrant qui dépend dans une large mesure du bon fonctionnement du foie. Il apporte la patience, la tranquillité, la confiance, l'équilibre intérieur et l'harmonie. Dans le domaine spirituel, il apporte la capacité à développer des visions. C'est de tout cela dont vous avez besoin pour projeter votre regard vers l'avenir, pour poser de nouveaux défis et pour que vos vœux se réalisent.

Deux remèdes miracle pour le foie et la vésicule biliaire sont silybum marianum et le pissenlit (taraxacum officinale).

Vous vous imaginez dans un merveilleux jardin magnifiquement fleuri. Vous vous réjouissez de toutes les couleurs et des formes des plantes. Vous faites des observations sur les grands mystères de la nature – comment germe une graine, comment pousse et fleurit une plante. Maintenant, plantez dans une plate-bande vide quelque chose qui doit porter de riches fruits pour vous : une conversation, une relation, un projet, etc. Imaginez comment cela germe, se développe, fleurit et porte des fruits magnifiques. À qui vont profiter ces fruits ? Vous achevez le tableau en exprimant un grand merci.

Affirmation positive : je sème mes graines, j'en prends bien soin et je récolte – avec l'aide de Dieu, de riches fruits que j'accepte avec reconnaissance.

9. Mudra Shankh

(mudra coquillage)

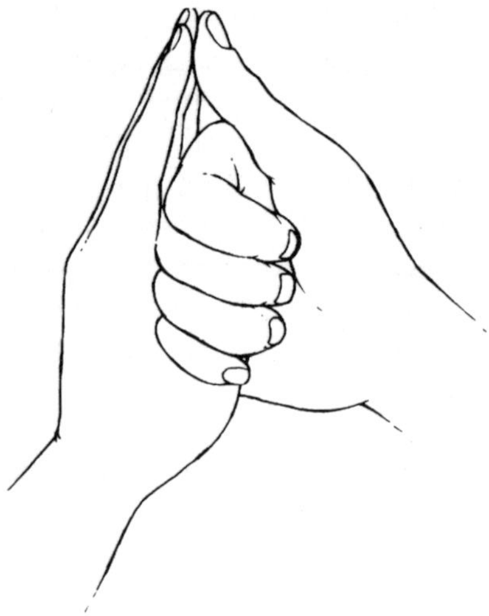

Entourer le pouce gauche à l'aide des quatre doigts longs de la main droite et toucher à l'aide du pouce droit le médium bien tendu de la main gauche. La position des mains rappelle une forme de coquillage. Tenir les mains devant le sternum.

Aussi longtemps et aussi souvent que vous le voulez, ou en cure 3 fois par jour pendant 15 minutes.

Quand vous pratiquez ce mudra, vous pouvez commencer par chanter quelques fois le son «OM» puis en écouter les résonances en vous, en silence, pendant quelques minutes.

Ce mudra est aussi utilisé en lien avec des rituels dans beaucoup de temples indiens. On y souffle le matin dans une conque pour indiquer l'ouverture des portes du temple. La même chose vaut pour notre temple intérieur où brille la lumière divine. Ces portes aussi doivent être ouvertes.

Le mudra coquillage élimine tout problème de gorge et s'il est pratiqué régulièrement, surtout en association avec le son «OM», la voix aussi peut-être améliorée. Ce mudra est d'une effet très apaisant et conduit à se recueillir en silence.

En cas de maux de gorge, des gargarismes à la tisane de sauge additionnée de quelques gouttes de jus de citron et d'un peu de miel sont d'un bon secours.

Attendez tout d'abord qu'avec le mudra et le chant OM s'installe en vous un état de recueillement et de quiétude. Vous considérez vos mains comme un coquillage de mer et le pouce dressé comme la perle qui l'habite. Le pouce gauche devient le symbole du Soi supérieur, avec lequel vous vous reliez avec amour, et qui vous transmet tout l'amour nécessaire ou vous donne confiance et sécurité – c'est-à-dire tout ce dont vous avez besoin.

Affirmation positive : j'ai besoin de pensées et de mots pleins de force et d'amour, et tout ce que je pense et exprime m'est renvoyé.

10. *Mudra Surabhi*

(mudra de la vache)

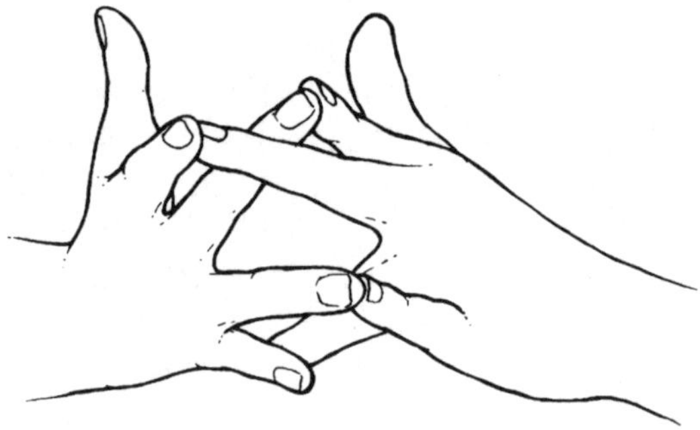

Le petit doigt de la main gauche touche l'annulaire droit et le petit doigt de la main droite l'annulaire gauche. En même temps, les médiums de chaque main touchent l'index de l'autre. Les pouces restent tendus.

3 fois par jour pendant 15 minutes.

Le mudra Surabhi est très efficace en cas de rhumatismes ou d'arthrose. Comme ces maladies sont généralement chroniques, ou du moins qu'elles sont déjà implantées depuis longtemps en l'homme, avant qu'elles ne se déclarent, c'est-à-dire avant que les douleurs n'apparaissent, ce mudra doit être pratiqué sur un temps assez long.

Lorsqu'on souffre de ces troubles, il est bon aussi de veiller à une alimentation légère (voir Annexe A) et de boire beaucoup de thé vert. Enfin, vous vous débarrasserez encore mieux de ces satanés rhumatismes ou de votre arthrose en utilisant harpagophytum procumbens DC.

Pour commencer, concentrez-vous principalement sur l'expiration et imaginez qu'à chaque *expir*, un nuage obscur sort de votre corps, en emportant vos énergies usées, vos impuretés et vos douleurs. Et surtout aussi tous vos sentiments et pensées négatifs. Après environ 20 respirations, portez votre attention sur *l'inspir*, et imaginez que vous inspirez chaque fois de la lumière qui illumine tout votre corps. Avec le temps, laissez vos nuages expirés s'éclaircir de plus en plus. Pour finir, vous êtes pénétré de la lumière la plus claire et enveloppé d'un manteau de lumière qui rayonne loin autour de vous.

Affirmation positive : une lumière purificatrice me pénètre de partout, et brûle tout ce qui m'oppresse et me fait mal. Je souhaite de tout cœur de la propreté dans tout mon corps, de la clarté dans mon esprit et de la pureté dans mon âme.

11. *Mudra Vayu*

(mudra du Vent)

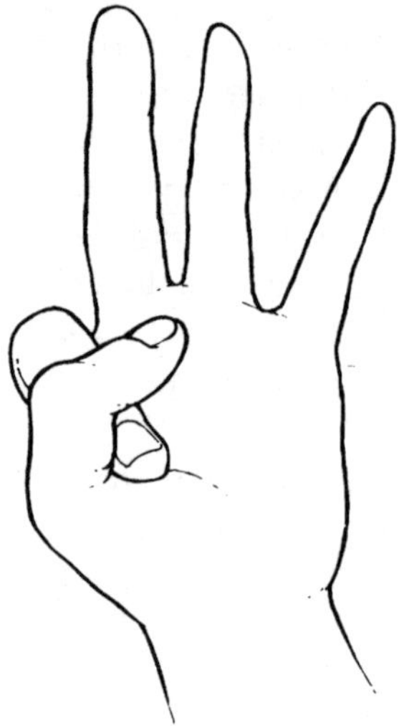

Plier l'index des deux mains jusqu'à ce que les extrémités touchent l'éminence thénar du pouce, puis poser doucement le pouce sur l'index. les autres doigts sont tendus souplement.

En cas de troubles chroniques, 3 fois par jour pendant 15 minutes, dans les autres cas, jusqu'à ce qu'un effet se fasse sentir.

Cette position des doigts empêche la formation de ballonnements, c'est-à-dire de gaz et d'un sentiment de lourdeur et de saturation dans toutes les parties du corps. La médecine ayurvédique distingue 51 sortes de vents dans le corps qui peuvent être la source de nombreux troubles, tels que la goutte, les douleurs sciatiques, les ballonnements, les rhumatismes et le tremblement des mains, du cou et de la tête. Si vous utilisez le mudra Vayu dans un délai de 24 heures après le déclenchement d'un trouble ou d'une maladie, vous pouvez compter sur un prompt rétablissement. En cas de trouble chronique, il faudrait en outre pratiquer le mudra Pran n° 86. Puis utiliser le mudra Vayu dès que le trouble a disparu.

Un excès de gaz dans le corps peut être dû à la présence d'impuretés, surtout dans les intestins ou à des crispations intérieures, provoquées par des états d'excitation ou d'agitation. Souvent, c'est aussi le rythme normal de respiration, tout à fait spécifique à chaque personne, qui est perturbé.

On peut ajouter à ce mudra l'exercice du ventre rentré. Se mettre à quatre pattes : *inspirer* en relevant un peu la tête, *expirer* en rabaissant la tête et en rentrant fortement le ventre. Pendant l'apnée, rentrer puis relâcher plusieurs fois le ventre. Ensuite, inspirer profondément, relever la tête.... répéter le tout plusieurs fois.

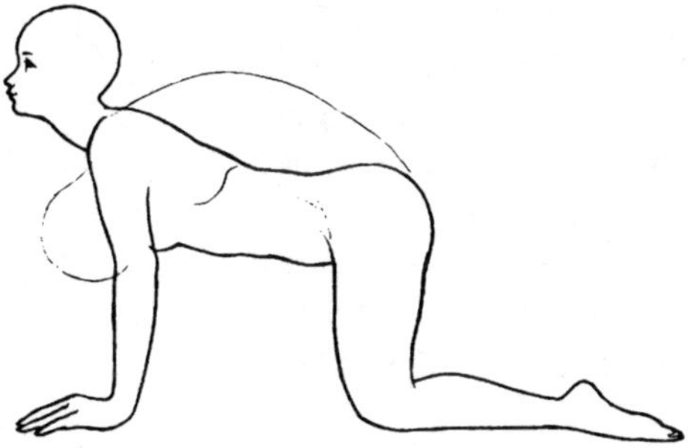

Contre des tensions intérieures et des états agités, la visualisation suivante peut apporter un complément d'aide :

Imaginez que vous vous tenez dans une tempête. Pendant l'expiration, vous soufflez toutes vos impuretés et tensions intérieures dans le vent. La tempête s'apaise, et vous aussi, vous devenez calme en laissant l'expiration devenir plus lente et plus calme. Augmentez les pauses entre l'inspiration et l'expiration. L'air afflue délicatement dans vos poumons puis s'en échappe de nouveau lentement et tranquillement. Laissez-vous aller à ce calme bienfaisant – une nouvelle force peut se développer.

Affirmation positive : je suis calme et décontracté en tout lieu, en tout temps.

12. Mudra Shunya

(mudra du Ciel)

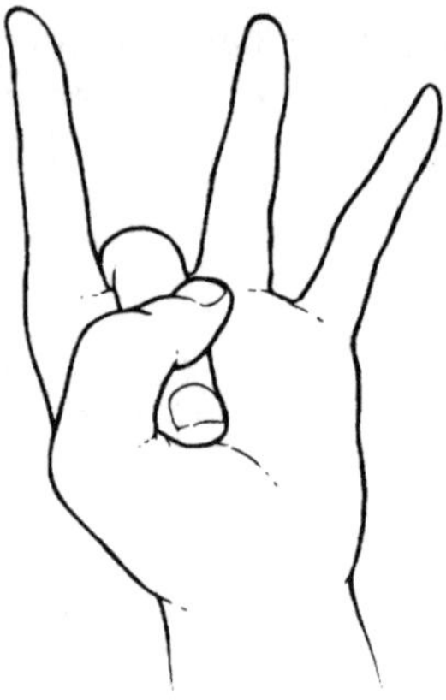

Plier le médium de chaque main jusqu'à ce qu'il touche l'éminence thénar du pouce et appuyer légèrement le pouce sur le médium pour faire descendre un peu ce dernier. Les autres doigts sont tendus.

En cas de besoin, ou en cure 3 fois par jour pendant 15 minutes.

Ceci est un exercice spécial contre les problèmes d'oreille et d'ouïe. Le mudra Shunya peut rapidement soigner une douleur à l'oreille et en cas de pratique prolongée, presque toutes les maladies de l'oreille, nous dit Dev Keshav.

Les problèmes d'ouïe ont toujours aussi à voir avec le fait que l'on ne peut ou ne veut plus entendre, et cela pour notre bien ou pour notre malheur. Une mauvaise ouïe peut nous protéger de l'intrusion en nous de sons ou d'informations désagréables, mais nous n'entendons plus non plus ce qui est beau. Ce ne-pas-vouloir-entendre est souvent soutenu par une ténacité qui peut devenir funeste. Aussi ferons-nous peut-être un pas de plus vers une vie plus riche si nous sommes prêts à nous interroger sur les raisons de nos problèmes auditifs.

Le médium est associé au ciel (éther). Ici se trouve la porte vers les dimensions supérieures – la porte du ciel. Dans les mythes anciens, celui qui veut arriver au ciel doit se purifier en profondeur. C'est pourquoi un retour silencieux sur soi-même et la réparation de nos manquements antérieurs peuvent être indiqués ici. Je sais qu'il peut être très difficile de pardonner à quelqu'un. mais je sais aussi que le pardon peut vraiment aussi ouvrir de nouvelles portes – des portes qui ouvrent à la lumière et à une légèreté de la vie future. C'est comme si nous nous débarrassions de tout ce qui pèse sur nous et poursuivions notre chemin en faisant confiance au lendemain.

Sur une oreille souffrante, il est possible de poser une feuille de géranium.

Ecoutez attentivement une musique douce, relaxante, qui porte, puis laissez venir les pensées et les images – si elles sont désagréables, laissez-les repartir aussitôt, et si elles sont agréables, développez-les selon votre inspiration.

Affirmation positive : Dans le son céleste, je reconnais la bonté de l'univers.

13. *Mudra Prithivi*

(mudra de la Terre)

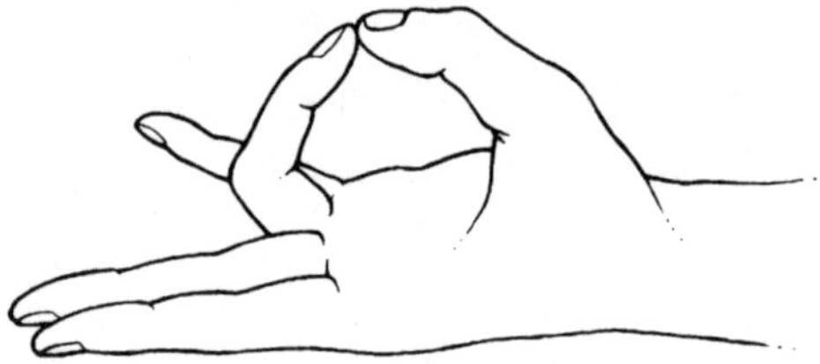

Avec chaque main : pressez légèrement le pouce et l'annulaire l'un contre l'autre. Les autres doigts sont tendus.

En cas de besoin, ou 3 fois par jour pendant 15 minutes.

Le mudra Prithivi peut remédier à un manque d'énergie dans le chakra racine. La force et la vitalité psychique ou physique que vous pouvez ressentir dépend dans une grande mesure de cette énergie. Cette position des doigts renforce aussi le sens de l'odorat et est bonne pour les ongles, la peau, les cheveux et les os. Si vous ne vous sentez pas très sûr en marchant, le mudra Prithivi peut rétablir l'équilibre et la confiance. Ce mudra active donc le chakra racine, dans lequel réside notre force originelle. Nous pouvons comparer ce chakra avec le nœud de greffe d'une rose. Ici réside le potentiel qui détermine l'apparence et l'essence d'une plante. Les racines en tirent leur énergie pour s'enfoncer dans le sol, donner du maintien à la plante et absorber la nourriture. A partir de ce point, la plante pousse vers le haut pour s'unir à la lumière, fleurir et porter des fruits. Cette image peut se transposer sans restriction à l'homme. Lui aussi a besoin d'un appui et de nourriture pour grandir et agir en un lieu. Le sens de sa vie est de réaliser l'union avec le divin, c'est-à-dire que lui aussi se dirige en direction de la lumière et s'ouvre comme une fleur qui est fécondée, c'est-à-dire qui fait l'expérience de la grâce. Ainsi, ce mudra peut nous offrir tout ce dont nous avons besoin pour mener une vie pleine de sens. Je l'utilise quand je manque d'assurance, quand j'ai besoin d'un appui intérieur et de la confiance en moi. Il active en outre la température du corps, le foie et l'estomac.

Vous êtes en position debout ou assise sur une chaise. Les pieds sont parallèles et la plante des pieds repose à plat sur le sol. *Inspiration* : vous imaginez que vous absorbez de l'énergie par la plante des pieds, la conduisez à travers les jambes, le dos, le cou jusqu'à la tête et loin au-delà dans le cosmos. Retenez votre souffle pendant quelques instants. *Expiration* : comme une pluie d'or, cette énergie redescend sur la terre en une force renouvelante. Recevoir et donner s'équilibrent en harmonie. Imaginez maintenant un bassin de réception dans le bas de votre bassin et recueillez-y cette pluie d'énergie. A répéter plusieurs fois.

Affirmation positive : la force de la terre me procure un appui sûr ainsi que la capacité à persévérer, à mener une entreprise jusqu'au bout. Elle me donne de la confiance en moi et de l'assurance. La force du cosmos m'apporte enthousiasme, plaisir et joie.

14. Mudra Varuna

(Varuna est le dieu de l'Eau)

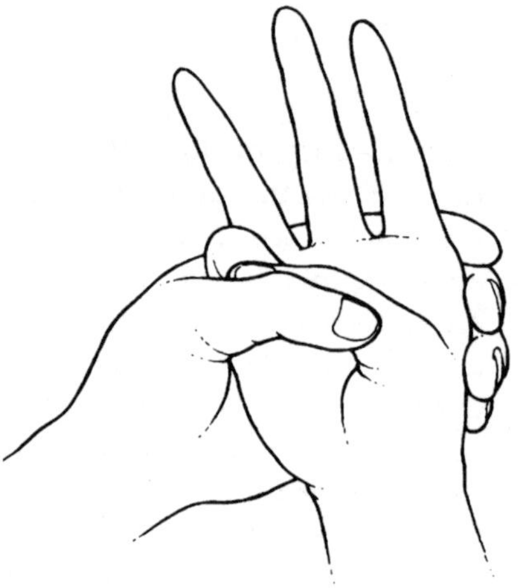

Repliez le petit doigt de la main droite jusqu'à ce que son extrémité touche le thénar et pressez légèrement sur ce doigt à l'aide du pouce gauche. Ce faisant, la main gauche entoure délicatement la main droite par le bas.

En cas de besoin ou 3 fois par jour pendant 45 minutes.

Keshav Dev dit à ce sujet : le mudra Varuna devrait toujours être exécuté quand un excès de glaires ou de sécrétions s'est accumulé dans un organe.

Des glaires ou des sécrétions peuvent s'accumuler dans les sinus, dans les poumons, dans tout le tube digestif depuis l'estomac jusqu'au gros intestin. La plupart des réactions allergiques sont en fin de compte des encrassements ou des engorgements déclenchés par la présence de certains corps irritants. Lorsqu'on est enrhumé, on en a aussi «plein le nez» au sens figuré. Chez moi, cela se vérifie tout à fait, et depuis que je m'en suis aperçue, j'ai les moyens d'agir contre (en réduisant ma charge de travail et mes obligations). Les encrassements, quel que soit l'endroit où ils apparaissent dans le corps, sont toujours aussi en rapport avec des nerfs surmenés, des tensions intérieures et de l'agitation, déclenchés par le poids d'une charge excessive, un manque de temps, un état d'irritation ou de la peur.

En même temps que l'on pratique le mudra Varuna, il faut donc toujours aussi procéder à une réorganisation de sa vie. En général, il est bon que les proches soient aussi impliqués dans ce changement. Les tâches et les obligations qui nous incombent peuvent être redistribuées d'une nouvelle manière partagées par le compagnon de vie, les enfants, les parents. Les personnes qui souffrent d'encrassement se sentent souvent trop responsables et pensent que tout dépend d'elles ou qu'elles devraient tout faire elles-mêmes.

Le raifort est efficace contre les encrassements. Vous pouvez aussi le manger en salade.

Dans un premier temps, l'image d'une eau tiède qui coule et emporte dans son courant toutes les obligations peut avoir un effet très libérateur. Laisser s'écouler tout ce qui charge le corps peut déclencher une sensation très agréable. Imaginez que vous vous teniez sous une chute d'eau et laissiez tout ce qui adhère à vous, intérieurement et extérieurement, se détacher avec l'eau. Voyez une sauce marron partir de vous et jouissez du nouvel état de propreté, mais aussi de liberté et de légèreté intérieures. Réfléchissez un instant aux tâches qui vous incombent. En quel point pouvez-vous changer quelque chose ? De quoi pourriez-vous vous décharger ? A quel propos pourriez-vous demander de l'aide ?

Affirmation positive : j'ai toujours la possibilité de lâcher quelque chose, de rechercher une solution ou de modifier un aspect.

15. Mudra Bhudi

(mudra liquide)

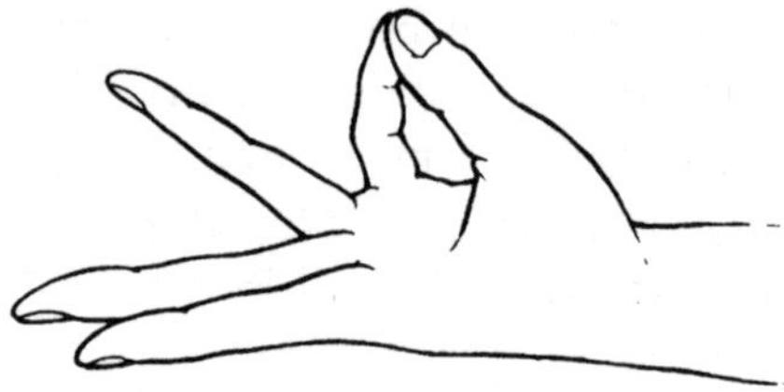

Avec les deux mains : réunir les extrémités du pouce et du petit doigt, les autres doigts sont tendus mais souples.

En cas de besoin ou 3 fois par jour pendant 15 minutes.

La quantité de liquide dans le corps correspond à beaucoup plus que la moitié du poids total. Le mudra Bhudi permet de rétablir l'équilibre des liquides ou de le conserver. Il peut s'utiliser en cas de bouche sèche, d'yeux secs ou brûlants, de troubles dans la région des reins ou de la vessie. Améliore aussi le sens du goût.

La busserole (arctostaphylos uva-ursi L.) guérit les inflammations de la vessie et la verge d'or (solidago virgaurea L.) est efficace en cas de pyélite.

Les opinions des médecins sont très divergentes sur les quantités de liquide qu'il est bon de boire. Il n'est certainement pas bon de boire trop peu mais on ne se sent pas non plus bien en buvant trop (même si ce n'est que de l'eau). Moi-même, je me sens bien si j'absorbe 1 à 1 1/2 litre de liquide par jour. Depuis un certain temps, je bois l'eau en pratiquant un rituel et cela me fait un bien particulier. Voici comment j'en ai eu l'idée. *Premièrement* : selon une coutume fort ancienne, on invoque ou bénit l'eau dans un but précis avant de l'utiliser. Des recherches récentes ont montré que l'eau peut effectivement prendre sur elle l'énergie de certaines pensées ou paroles et l'enregistrer. *Deuxièmement* : l'eau peut être chargée fortement ou faiblement en énergie. Cela dépend du mouvement qui se forme quand elle coule. Dans un ruisseau naturel, où l'eau bondit de pierre en pierre d'un côté puis de l'autre (et ne coule pas tout droit comme dans un tuyau), son énergie est beaucoup plus élevée. C'est pourquoi je tourne toujours l'eau dans mon verre en dessinant une forme de huit. *Troisièmement* et sans doute l'aspect qui a le plus d'influence : je me relie consciemment au divin et absorbe son élément avec respect et gratitude. Avant de boire l'eau, je prends donc le verre dans mes deux mains devant la poitrine, énonce mon affirmation positive puis reste quelques instants en silence. (Si vous utilisez de l'eau du robinet, informez-vous localement sur la qualité de cette eau).

Imaginez un ruisseau de montagne à l'eau claire et joyeuse. Vous y plongez vos pieds ou vos mains et vous vous laissez caresser par ses assauts affectueux. Vous la puisez dans le creux de vos mains, buvez ce liquide précieux et vous en laissez rafraîchir, en disant 3 fois :

Affirmation positive : le grand esprit qui habite l'eau rafraîchit et fortifie mon corps, mon esprit et mon âme.

16. *Mudra Apan-Vayu*

(encore appelé sauveur de vie : secours d'urgence en cas de crise cardiaque)

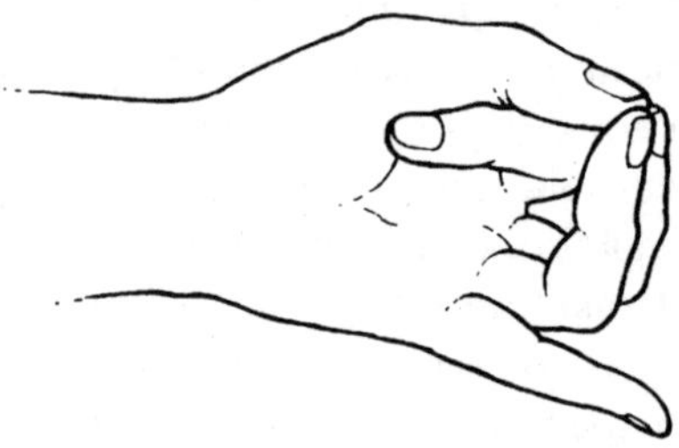

Avec les deux mains : plier l'index jusqu'à ce qu'il touche le thénar. En même temps, les extrémités du médium et de l'annulaire touchent celle du pouce. Le petit doigt est tendu.

En cas de besoin jusqu'à ce que l'effet se fasse sentir ou en cure, 3 fois par jour pendant 15 minutes.

Cette position des doigts peut être un remède d'urgence lorsqu'on sent venir les signes précurseurs d'une crise cardiaque, nous dit Keshav Dev. Elle régule beaucoup de complications cardiaques. En cas d'urgence, elle peut même agir plus rapidement qu'une prise de Nitro (le remède d'urgence le plus courant) sous la langue.

Les crises cardiaques, ainsi que les troubles cardiaques chroniques ne sont pas le fruit du hasard mais indiquent qu'il faut repenser son style de vie et s'organiser autrement. (De grands résultats ont été obtenus à ce sujet avec le programme Ornish[9]). Ce mudra peut aussi s'utiliser pour guérir et fortifier le cœur d'une manière générale.

Les malades du cœur sont souvent tellement pris par leurs obligations qu'ils ne perçoivent plus l'importance d'un état qui, extérieurement, paraît dénué de sens – l'oisiveté. Ils supportent mal le repos, il faut toujours que quelque chose se passe et qu'ils s'investissent tellement dans leur travail ou leurs loisirs pour une cause ou un être humain qu'il n'y a plus de place pour leurs besoins personnels. Or ce sont justement les instants de calme qui nourrissent l'âme. Laissez-vous beaucoup de temps pour l'image suivante – même si vous n'en avez presque pas. Mettez-vous peut-être un peu de musique – une musique qui vous donne un sentiment de légèreté.

La vitamine E des germes de blé, le magnésium et la mélisse (mélisse officinalis I.) exercent eux aussi un effet décontractant sur le cœur.

Imaginez dans votre cœur un bouton de rose rouge. A chaque *expiration*, un nouveau pétale s'ouvre jusqu'à ce que toute la fleur se soit ouverte. Les pétales forment à présent une rosette et à chaque respiration cette rosette devient un peu plus grande, pour devenir une fleur immense qui repose sur votre poitrine. Vous pouvez même en sentir le poids. La fleur se meut au rythme de votre poitrine qui s'élève et s'abaisse tour à tour. Peut-être parvenez-vous même à vous représenter le parfum de la rose.

Affirmation positive : j'ai le temps et le loisir de contempler le beau et de jouir de ce repos.

17. *Mudra du dos*

Main droite : réunir le pouce, le médium et le petit doigt. l'index et l'annulaire sont tendus.

Main gauche : phalange du pouce sur l'ongle de l'index.

4 fois par jour pendant 4 minutes ou en cas de troubles aigus jusqu'à ce qu'un résultat se fasse sentir.

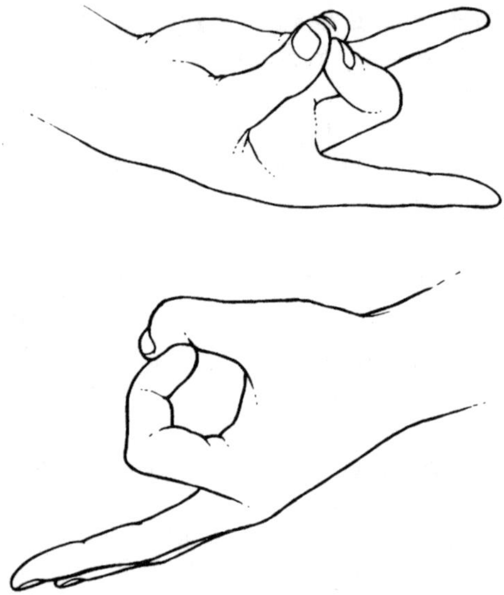

Ce mudra agit surtout quand un dos affaibli a effectué un travail (de jardinage ou de nettoyage, p. ex.) qui l'a beaucoup sollicité et qu'il en résulte des tensions douloureuses, ou si l'on est resté assis trop longtemps dans une mauvaise position. Les maux de dos peuvent avoir les causes les plus diverses. Les phénomènes de sédimentation et d'usure se présentent chez la plupart des gens, mais cela n'est pas nécessairement douloureux. Les douleurs peuvent aussi être occasionnées par un organe malade dont les circuits nerveux passent par la colonne vertébrale. Le surmenage mental permanent, les peurs, une nourriture trop lourde ou un manque d'exercice sont d'autres causes de douleur.

L'efficacité de ce mudra peut être renforcée s'il est pratiqué dans une position décontractante pour le dos (voir illustration). Rentrez un peu le menton pour que la nuque s'allonge. Cette petite tension agit jusque dans les reins. Dans cette position, les disques intervertébraux sont suffisamment nourris et le métabolisme fonctionne de nouveau pleinement. Peut-être pouvez-vous même faire cet exercice pendant la pause de midi, dans votre bureau. Vous aurez alors déjoué la douleur pour le restant de la journée. Il est important aussi de penser pendant l'exercice. C'est pourquoi la visualisation et l'affirmation sont d'un grand secours dans cette position.

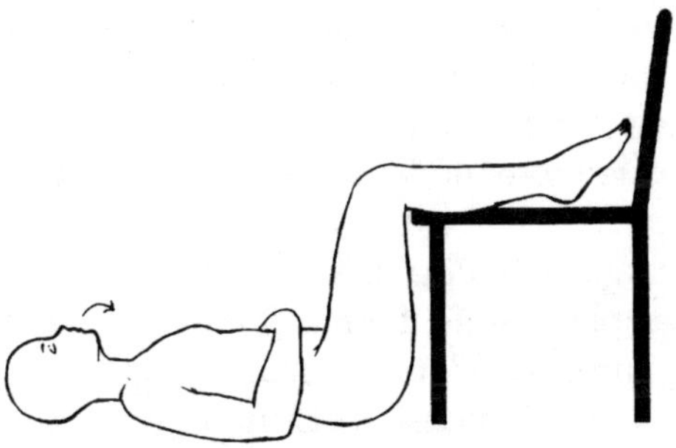

Un massage à l'huile de millepertuis, d'olive ou de fleur de pavot apporte de la chaleur et détend.

Vous vous transportez en pensée en un lieu où vous vous sentez bien. Vous êtes seul ou avec des gens qui vous donnent de la force et vous apportent de la joie. Ou vous vaquez à une occupation, ou pratiquez un sport qui vous enthousiasme. Vous pouvez tout simplement aussi observer votre souffle et veiller à ce que vos pensées ne dévient pas.

Affirmation positive : ma colonne vertébrale est forte, mon dos est large et je me sens protégé et soutenu intérieurement et extérieurement.

18. Mudra Kubera

(consacré au dieu de la richesse, Kubera)

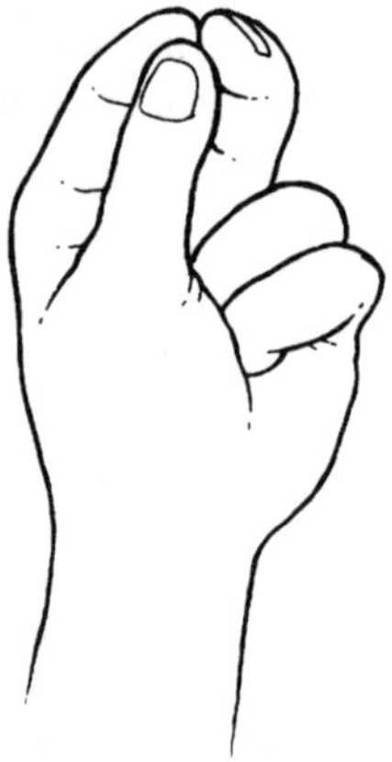

Avec les deux mains : réunir les extrémités du pouce, de l'index et du médium. Les deux autres doigts reposent dans le creux de la main.

Le mudra Kubera peut être utilisé pour les besoins les plus variés. L'important n'est pas la durée pendant laquelle il est pratiqué mais l'intensité. Connu sous le nom de «technique des trois doigts» en Alpha-Training[10], il est utilisé par beaucoup de personnes pour s'aider à trouver quelque chose de précis : une place de parking, une robe, un livre particuliers, l'information dont elles ont besoin., etc. D'autres l'utilisent quand elles veulent donner plus de force à leurs projets d'avenir. Il s'agit toujours d'un but à atteindre ou d'un désir à satisfaire. La réunion de ces trois doigts donne une force supplémentaire à une pensée ou à une chose.
Cela se comprend puisque la réunion des doigts représentatifs de Mars (force percutante), de Jupiter (grandeur, joie débordante) et de Saturne (concentration sur l'essentiel et franchissement de nouvelles portes) n'est pas indifférent. Utiliser de manière ciblée ce mudra dans le quotidien est un véritable plaisir. Il apporte en outre le calme intérieur, ainsi que de la confiance et de la placidité.

La pratique en est simple : vous formulez intérieurement votre souhait ou votre objectif en des termes très clairs, interrogez votre cœur pour savoir s'il vous sera bénéfique, s'il s'accorde avec votre richesse intérieure et extérieure et s'il enrichit le monde environnant. Puis vous réunissez les trois doigts, énoncez 3 fois votre souhait d'une manière positive et serrez chaque fois les doigts. C'est tout ! S'il s'agit d'une place de parking ou d'une nouvelle robe, le travail préliminaire de pensée n'est pas aussi indispensable mais en dehors de celui-ci, il n'existe pas d'autres raccourcis. La méditation et l'affirmation ci-dessous devraient être pratiquées 1 ou 2 fois par jour pendant quelques jours ou semaines. Ce mudra fait des miracles. Je le dis par expérience.

Le mudra Kubera ouvre et nettoie les sinus (les débarrasse de leurs mucosités), surtout si vous inhalez l'air sur l'inspiration comme si vous vouliez sentir le parfum d'une fleur.

Représentez-vous mentalement votre objectif, votre avenir ou votre désir particulier sous toutes ses couleurs. La pensée est la force génératrice, le père. Le sentiment est la force modelante, la mère. Chez les plantes, les grandes ont besoin de plus de temps pour parvenir à pleine floraison. Il en va de même des objectifs et des désirs. Mais nous avons évidemment aussi à y mettre du nôtre.

Affirmation positive : je donne le meilleur de moi-même et accepte le reste en cadeau.

19. Mudra de la Kundalini

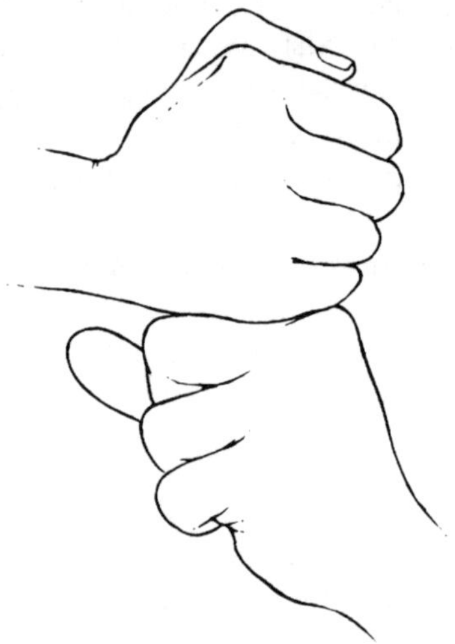

Fermer les mains en forme de poings pas trop serrés. Tendre l'index gauche et l'introduire par le bas dans le poing droit. Poser l'extrémité du pouce droit sur celle de l'index gauche. Tenir ce mudra aussi bas que possible devant votre ventre.

En cas de besoin jusqu'à ce que l'effet souhaité se manifeste ou sur une période assez longue 3 fois par jour pendant 5 minutes.

La forme du mudra de la Kundalini montre clairement qu'il s'agit de la force sexuelle, qui doit être éveillée ou activée. Le but est de réunir les aspects masculins et féminins, les deux pôles opposés. Et surtout, de créer l'union de l'âme individuelle avec l'âme cosmique. Les quatre doigts enveloppants de la main droite symbolisent le monde extérieur, perceptible, l'index gauche notre esprit et notre âme, et le pouce le divin.

Peut-être encore quelques mots sur la sexualité qui, en tant que pratique spirituelle, joue un rôle important dans le yoga tantrique. Il est important de savoir que les organes sexuels exercent un effet non négligeable sur notre humeur et c'est pourquoi il est essentiel que ces organes soient sains. Il faut aussi savoir que le désir sexuel change au cours d'une vie. Si l'on n'éprouve pas de désir sexuel et que l'on se sent bien par ailleurs, cela est tout à fait normal et n'est pas un problème. Mais si l'envie est là, il faut l'écouter, avec son partenaire ou seul. Cela est même très important, parce que la sécrétion qui est écoulée de cette manière remplit une fonction purificatrice. Les bactéries, les champignons, etc. qui s'implantent dans le vagin sont ainsi décomposés et emportés. Beaucoup de personnes tombent malades parce qu'elles n'écoutent pas les besoins naturels de leur corps ou parce qu'elles se créent des tensions en voulant obliger leur corps à éprouver du plaisir.

L'alchémille (alchemilla xantochlora) a une action prophylactique contre les troubles de la femme et potentilla anserina L. agit contre les crampes menstruelles.

La sexualité est une chose merveilleuse, qui donne du plaisir et éveille toujours aussi les esprits de la vie. Il n'est donc pas étonnant que la vue de la nature florissante – la pollinisation peut elle aussi être considérée comme un acte sexuel – peut communiquer une nouvelle vitalité, un nouvel enthousiasme. Partir en randonnée à travers des prairies fleuries et des pâturages de haute montagne, le long de torrents bouillonnants et de haies parfumées, est un délice qui nourrit tous les sens. Plongez-vous vraiment dans ces images intérieures et peut-être vous accorderez-vous bientôt de nouveau le plaisir, aussi dans le monde extérieur, d'une telle randonnée.

Affirmation positive : j'aime ce qui est beau et le beau m'aime.

20. *Mudra Ksepana*

(geste de déverser et de lâcher)

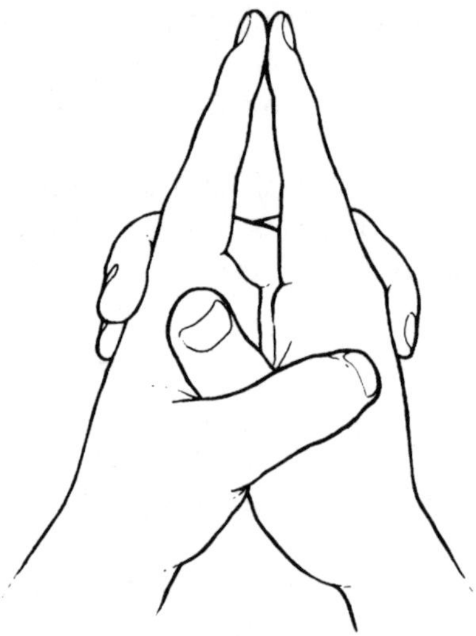

Les index sont appliqués l'un contre l'autre dans le sens de leur longueur, les autres doigts sont croisés, leurs extrémités reposant sur le dos de la main. Les pouces se croisent et reposent dans le creux du pouce. Entre les mains se trouve un petit espace vide. Les index pointent vers le sol si on est assis ou vers les pieds si on est couché. Les deux mains sont complètement détendues.

Ne tenir ce mudra que pendant 7 à 15 respirations et se concentrer totalement sur l'expiration. Pendant ce temps, pousser 3 grands soupirs. Puis poser les mains, paumes vers le haut, sur les cuisses. Le mudra Ksepana stimule l'élimination par le gros intestin, la peau (évaporation) et les poumons et évacue les énergies usées. Il ne doit pas être pratiqué trop longtemps car après quelques respirations, des énergies encore fraîches sont elles aussi éliminées. Il favorise aussi la dissolution des tensions de toutes sortes.

Lorsqu'on se trouve parmi un grand nombre de personnes, on absorbe souvent beaucoup trop d'énergies négatives, surtout quand le niveau d'énergie personnel est trop bas. Ce mudra favorise l'élimination d'énergies usées ou négatives et l'absorption, de nouveau, d'une énergie fraîche et positive.

A l'occasion, une cure de transpiration peut aussi avoir un effet purificateur, surtout quand une grippe semble s'annoncer. Après un bon bain chaud, mettez-vous au lit et buvez 2 à 3 tasses de tisane de tilleul ou de fleur de sureau.

Visualisez l'image suivante : vous êtes assis sur une pierre surélevée dans ou près d'un ruisseau et faites votre mudra. A *l'expiration*, de la sueur perle si abondamment de tous vos pores qu'elle coule en longs filets dans le ruisseau. Pour finir, vous vous lavez dans l'eau fraîche du torrent. Quand vous posez ensuite vos mains sur les cuisses, tournez-vous vers le soleil dispensateur de chaleur, laissez-vous sécher et soyez de nouveau ouvert à l'énergie toute fraîche qui vous emplit à *l'inspiration*.

Affirmation positive : tout ce qui est usé dans mon corps, dans mon esprit et dans mon âme s'écoule de moi et je recueille avec gratitude tout ce qui me rafraîchit.

21. Mudra Rudra

(maître du chakra du plexus solaire)

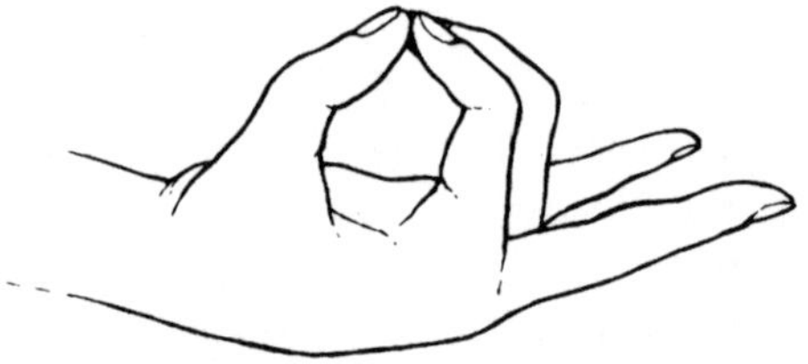

Avec chaque main : réunir les extrémités du pouce, de l'index et de l'annulaire. Les autres doigts sont tendus en souplesse.

En cas de besoin, 3 à 6 fois par jour pendant 5 minutes.

Si vous imaginez que vous êtes assis au milieu d'une roue, c'est-à-dire en son moyeu, cette roue peut se tourner autant que vous voulez, vous n'en serez pas touché. Mais si vous quittez le centre, pour vous asseoir sur un rayon ou sur sa jante, il vous faudra mettre en œuvre toute votre force pour ne pas perdre votre appui. Cela est également vrai dans toutes les situations de la vie. Si nous ne sommes pas centrés, c'est-à-dire si nous sommes «hors de nous», nous nous créons des tensions de toutes sortes. Les uns ont des tensions dans l'estomac, d'autres dans la nuque ou dans le dos, dans le bassin, dans la poitrine.

La force qui recentre est associée, dans la théorie des cinq éléments (voir Annexe C), à l'élément Terre qui régit l'énergie de l'estomac, de la rate et du pancréas. Le mudra Rudra fortifie l'élément Terre et ses organes. Si le Ki (dénomination chinoise pour désigner l'énergie primordiale) baisse fortement en raison d'un affaiblissement de l'énergie Terre, la région de la tête en sera elle aussi insuffisamment alimentée. En conséquence, la personne se sentira molle, lourde, tirée vers le bas et peut même devenir sujette à des vertiges. Cette défaillance peut être éliminée en partie ou en totalité à l'aide de ce mudra.

Le mudra Rudra peut aussi s'utiliser contre des maux cardiaques, le vertige, les affaissements d'organes et des états d'épuisement général.

L'angélique (angelica officinalis Hoffm.) fortifie le système neurovégétatif et l'absinthe (artemisia absinthium L.) est le remède phytothérapeutique pour l'estomac.

Vous voyez en pensée un écran blanc devant vous. Vous y dessinez à l'aide d'un fusain une roue de voiture – le bord extérieur, le bord intérieur et les rayons qui relient le bord intérieur au bord extérieur. Le moyeu a la forme d'un carré. Tout au milieu, vous voyez un point jaune. En *inspirant*, vous laissez venir le point jaune vers vous, de plus en plus grand et lumineux ; Sur *l'expiration*, il redevient plus petit et retourne se loger dans le moyeu. Avec cette image, vous êtes toujours entièrement orienté vers le centre.

Affirmation positive: je repose en mon milieu et puise force et joie de mon centre.

22. Mudra Garuda

(Garuda, l'oiseau mystique)

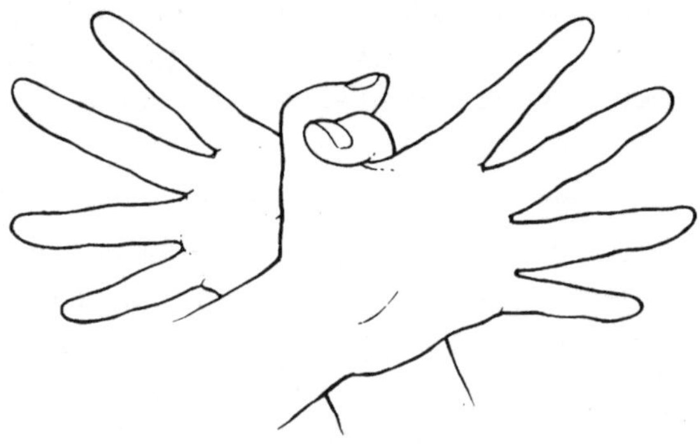

Poser tout d'abord sur le bas du ventre la main droite sur la main gauche, les pouces étant accrochés l'un à l'autre. Rester ainsi pendant une dizaine de respirations et glisser ensuite avec les mains vers le nombril pour y rester de nouveau pendant 10 respirations. Puis poser les mains dans le creux épigastrique pendant de nouveau une dizaine de respirations. Pour finir, poser la main gauche sur le sternum, tourner les mains en direction des épaules et écarter les doigts.

En cas de besoin ou 3 fois par jour pendant 4 minutes.

Garuda, le roi des oiseaux et des airs, ennemi du serpent et monture de Vishnu, est un animal puissant. Les oiseaux ont en général l'œil perçant un sens prononcé de l'orientation et un fort instinct de conservation. Les grands oiseaux ont une telle envergure et une telle force dans les ailes qu'ils peuvent se laisser porter par l'air.

Le mudra Garuda est lui aussi très puissant et devrait être bien dosé dans son utilisation. Ce mudra active l'irrigation et la circulation sanguine, vivifie les organes et équilibre les énergies des deux côtés du corps. Dans le bassin comme dans la région de la poitrine, il vivifie et stimule. Il détend et réduit les douleurs en cas de règles, de troubles gastriques ou de problèmes respiratoires. Si la tension artérielle est élevée, il faut rester prudent. Ce mudra apporte aussi une aide en cas d'épuisement et de fluctuations d'humeur.

L'arnica (arnica montana) est un remède miracle pour l'irrigation et la circulation sanguines.

Essayez d'imaginer une vie de grand rapace (et non de petite souris grise). Vous voguez avec élégance et légèreté à travers les airs et voyez le paysage (votre vie) avec un certain recul. Vous considérez les montagnes (vos défis) pour ce qu'elles sont (ni trop hautes, ni trop basses) et vous voyez aussi les chemins favorables pour les franchir. Vous avez le regard perçant du rapace et êtes capable de distinguer l'essentiel de l'inessentiel. Vous prenez uniquement ce dont vous avez besoin et vivez ainsi avec satisfaction, en harmonie avec votre environnement.

Affirmation positive : je suis libre intérieurement, je vais chercher ce qui me revient et vis en accord avec mon monde.

23. Mudra Suchi

(l'aiguille)

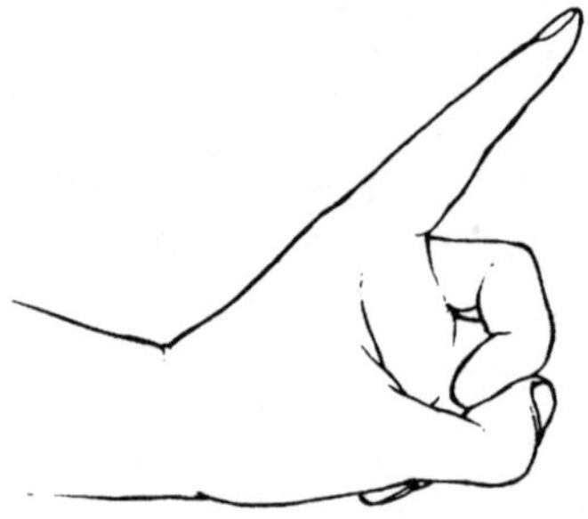

Serrer d'abord les deux mains en forme de poing et les tenir devant la poitrine (position de base). Sur l'inspiration, tendre le bras droit vers la droite et l'index vers le haut. Tendre en même temps, le bras gauche vers la gauche. Tenir cette tension pendant 6 respirations et revenir à la position de base. Répéter la même chose de l'autre côté. Puis répéter le tout 6 fois de chaque côté.

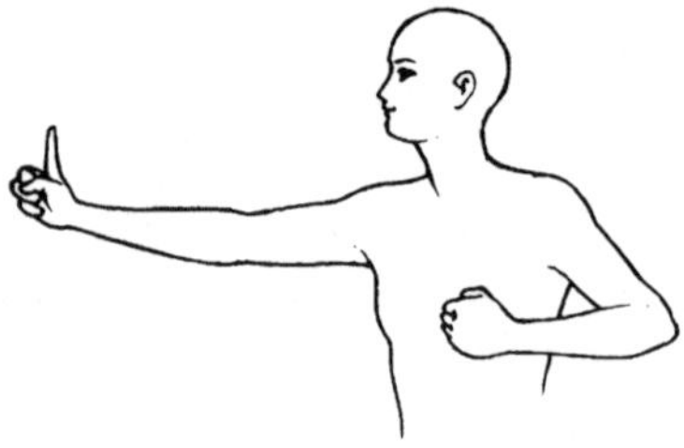

En cas de constipation chronique prononcée, 4 fois par jour ; en cas de constipation légère, répéter matin et midi 6 à 12 fois. En voyage, ou dans les cas aigus, pratiquer confortablement au lit, chaque matin avant de se lever, pendant 5 à 10 minutes puis pratiquer pendant quelques minutes encore le mudra 24. Le mudra Suchi agit souvent dès la première fois. Celui qui l'exécute le matin à 7 heures est merveilleusement «délivré» dès avant 9 heures.

Les yogis avaient de tous temps à cœur de veiller à cette excrétion quotidienne et à la purification des intestins. Le sentiment de ne pas être dans son assiette, la méchanceté, l'impatience, l'irascibilité, vouloir tout retenir – la cause de tous ces sentiments désagréables est souvent un intestin plein, et par conséquent soumis à trop de tensions.

La bourdaine (rhamnus frangula) est un remède contre la constipation.

Imaginez que vous êtes un être généreux, qui donne volontiers, inconditionnellement, qui distribue une partie raisonnable de son argent avec sagesse et générosité ; qui peut aussi pardonner à lui-même et à son prochain, qui peut se libérer de préjugés anciens et d'autres élucubrations infondées, qui ose faire de nouvelles expériences, et amorce chaque journée avec un nouvel élan, comme un être neuf. Laissez cette représentation devenir encore plus vraie dans le monde extérieur.

Affirmation positive : je suis prêt à tout moment à lâcher et à rejeter toutes les matières usées du corps, de l'esprit et de l'âme.

24. *Mudra Mushti*

(poing)

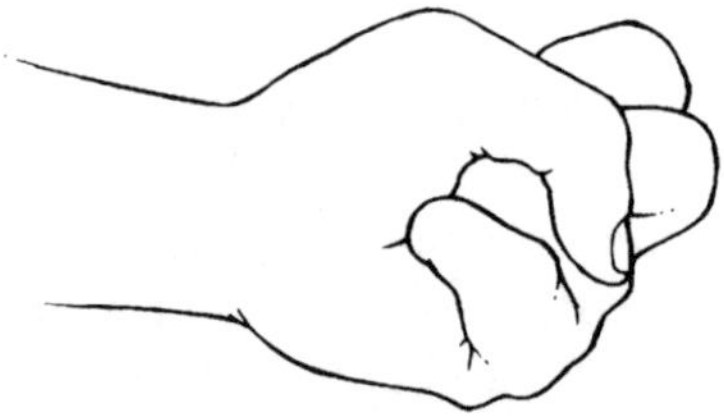

Avec chaque main : replier les doigts vers l'intérieur et poser le pouce sur l'annulaire.

En cas de besoin, ou 3 fois par jour pendant 15 minutes.

Si nous menaçons quelqu'un du poing, ce dernier comprend aussitôt notre geste et réagit avec effroi par la fuite ou en contre-attaquant. Mais le problème ne sera pas vraiment résolu de cette manière. C'est pourquoi l'agressivité est malheureusement si décriée, et beaucoup de personnes la refoulent au point que toute trace en est devenue absolument imperceptible. Laisser chaque impulsion d'agressivité s'exprimer immédiatement et de manière sauvage n'est certainement pas bon, mais la refouler ne vaut pas mieux. Nous pouvons la réduire dans une large mesure si nous en connaissons la cause. Il existe la colère aveugle et la sainte colère – mais des mondes séparent ces deux formes de colère. De nombreux troubles physiques, tels qu'une faiblesse du foie, des problèmes de digestion ou de constipation, des tensions, des troubles cardiaques, etc. sont dus à de l'agressivité refoulée ou incontrôlée. La plupart des cas d'agressivité reposent sur l'incapacité à dire non, sur le fait de ne pas savoir définir ses limites, de se laisser pousser dans ses derniers retranchements. **Le mal fondamental est la peur**.

Lorsque de l'agressivité monte en nous, il faut l'évacuer dans un délai raisonnable : boxer vigoureusement ses oreillers, faire du jogging, trépigner, danser ou faire le ménage. Puis, il faut en rechercher la cause et développer une stratégie pour éliminer ce qui en est le déclencheur. Une conversation paisible peut venir à bout de beaucoup de choses.

La plante anti-stress est eleutherococcus senticosus Maximowicz.

Représentez-vous des scènes dans lesquelles vous vous comportez de manière trop peureuse ou trop agressive. Donnez à présent à ces scènes la tournure que vous voudrez. Vous pouvez ainsi vous exercer à dire non ou à faire face à un supérieur, à votre partenaire, à vos parents. Mais le fait de dire non n'apporte pas grand chose en soi. Elaborez en esprit des propositions et des solutions raisonnables. Que vous soyez en train de planifier un week-end ou une restructuration de votre travail, vous pouvez vous exercer à faire naître en vous une force de représentation claire et éveiller votre imagination. Bientôt votre vie sera encore plus riche, plus variée et plus joyeuse.

Affirmation positive : je suis calme et paisible en toute situation.

25. Mudra Matangi

(Matangi – divinité de l'harmonie intérieure et de la souveraineté royale)

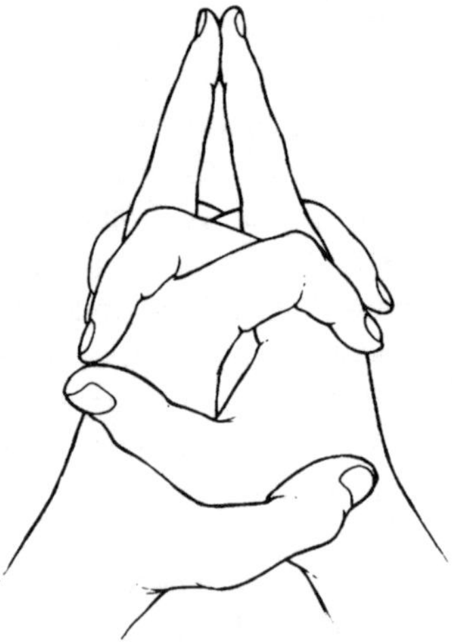

Joindre les mains devant le plexus solaire (région de l'estomac) en croisant et repliant les doigts, dresser les médiums et les appliquer l'un contre l'autre. Diriger l'attention sur la respiration dans la région du plexus solaire, c'est-à-dire de l'estomac.

En cas de besoin, ou 3 fois par jour pendant 4 minutes.

Ce mudra renforce l'impulsion de la respiration dans le plexus solaire et équilibre les énergies dans cette partie du corps. Il stimule l'élément Bois qui symbolise le renouveau, et l'élément Terre qui donne de la profondeur à la vie. Le mudra Matangi profite au cœur, à l'estomac, au foie, au duodénum, à la vésicule biliaire, à la rate, au pancréas et aux reins. Un cœur agité s'apaise très sensiblement et les tensions intérieures (par exemple diverses crampes et sensations de trop plein) qui entravent la digestion sont éliminées. D'après Kim da Silva, ce mudra remédie aussi à des douleurs diffuses et aux tensions de la mâchoire.

La lavande (lavandula angustifolia Miller) et la verveine (verbena officinalis) apportent le calme et l'harmonie.

Le vert et le jaune sont les couleurs de la région du plexus solaire. Le jaune éclaire les sentiments et stimule l'esprit. Le vert est la couleur de l'harmonie. Chacun a besoin d'un lieu où il peut se retirer à tout moment. Ce lieu, nous pouvons le créer dans notre for intérieur. Si nous pouvons en outre nous y rendre sans moyens de transport, nous ne polluons pas notre environnement dans ce déplacement et économisons beaucoup de temps.

Représentez-vous un désert jaune dans lequel vous vous créez une merveilleuse oasis, un lieu d'harmonie et de joie. C'est votre lieu de retraite personnelle et vous le créez entièrement selon vos désirs et vos besoins. Ici vous êtes enfin avec vous-même. Vous devenez calme et silencieux et votre âme trouve la paix.

Affirmation positive : le calme, le silence et la paix me remplissent tout entier.

26. Mudra Mahasirs

(grand mudra de la tête)

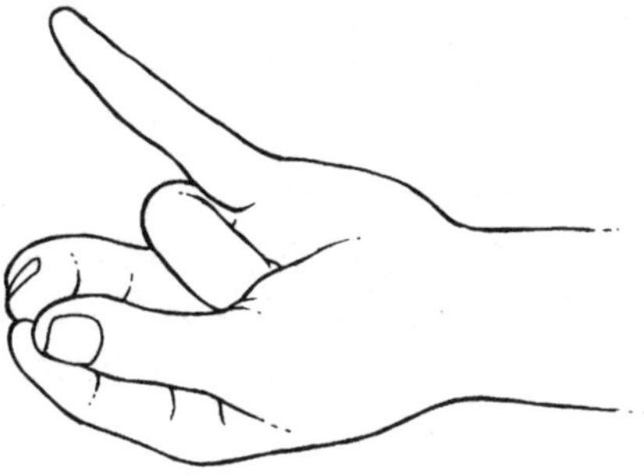

Avec chaque main : réunir les extrémités du pouce, de l'index et du médium. Glisser l'annulaire dans le pli du pouce et maintenir le petit doigt tendu.

En cas de besoin, ou 3 fois par jour pendant 6 minutes.

Les maux de tête ont les causes les plus diverses et peuvent difficilement être effacés une fois pour toutes, instantanément, à l'aide d'un seul mudra. Souvent ils sont liés au temps qu'il fait, ou à des tensions dans les yeux, dans la nuque, dans le dos ou dans le bassin. Il se peut aussi que la personne ait des problèmes de «sinus» ou de digestion. Tout cela peut produire un excès d'énergies usées et des tensions dans la région de la tête, causes de douleurs. Pour dissiper les tensions dans la tête il est important de ne surtout pas penser à votre tête mais de diriger la conscience sur une autre partie du corps, comme le ventre, les pieds ou les mains. Le mudra Mahasirs égalise les énergies, dissout les tensions et élimine les glaires dans les sinus.

Si vous avez un peu de temps pour vous coucher, essayez aussi ces mesures supplémentaires contre le mal de tête : plonger un gant dans de l'eau vinaigrée, se coucher et poser le gant sur les pieds. La plante des pieds, le dessus des pieds et les orteils en sont enveloppés. A présent, d'abord bien masser la nuque de haut en bas et de bas en haut en pressant fortement l'index et le médium contre le milieu de la nuque. Puis masser les deux «tempes» et former ensuite le mudra Mahasirs avec les doigts.

On peut, en complément, boire une tisane d'écorce de saule (salix alba), de filipendula ulmaria ou de chrysanthenum parthenium. En prévention d'un début de migraine, un lavement peut être recommandé.

Imaginez que pendant *l'expiration*, des ondes d'énergie s'écoulent depuis la tête vers le bas du corps par la nuque, le dos, les bras et les jambes et s'échappent par les mains et les pieds. Après un moment, représentez-vous une tête claire, fraîche, propre et légère. Pour finir, effacez cette image en tenant les doigts de votre main bien écartés et accordez-vous encore quelques instants de bien-être.

Affirmation positive : j'ai une tête dégagée, légère, claire et fraîche.

27. Mudra Hakini

(Hakini – divinité du chakra du front)

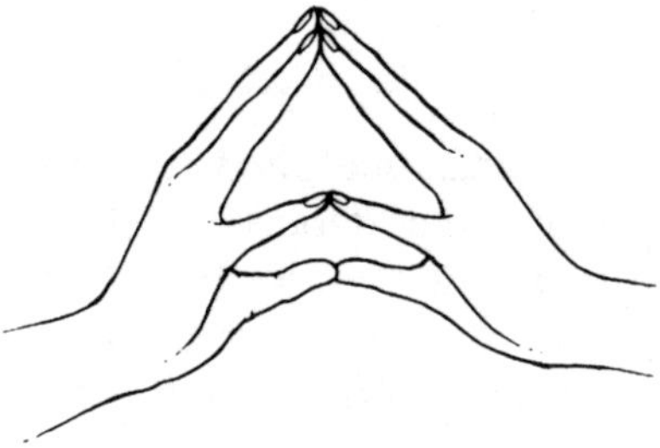

Mettre en contact deux à deux les extrémités d tous vos doigts.

Le mudra Hakini peut être pratiqué à tout moment.

Si vous voulez vous souvenir de quelque chose ou retrouver le fil d'une pensée, mettez en contact deux par deux les extrémités de tous vos doigts, dirigez les yeux vers le haut, posez la pointe de la langue contre le palais pendant l'inspiration, laissez reposer la langue pendant l'expiration et faites ainsi quelques respirations profondes – la chose oubliée vous revient presque aussitôt à l'esprit. De même, si vous avez besoin de vous concentrer pendant un certain temps sur quelque chose, que vous cherchez des idées, que vous voulez mémoriser une pensée lue quelque part, ce mudra vous sera d'une grande utilité. En outre, ne croisez pas les pieds si vous êtes en train d'effectuer un travail mental ou spirituel et asseyez-vous de façon à diriger le regard vers l'ouest. Ce mudra peut réaliser de véritables miracles et vous devriez toujours y penser pour pouvoir l'appliquer en cas de nécessité ou d'urgence.

La science a bien étudié cette position des mains. Elle a constaté qu'elle favorise la collaboration entre les hémisphères droit et gauche du cerveau. Elle est également recommandée aujourd'hui pour exercer la mémoire et s'utilise dans des cours de management. On pense qu'elle crée un accès à l'hémisphère cérébral droit où réside aussi la mémoire. La respiration s'améliore et devient plus profonde. Et le cerveau en profite lui aussi. Pour recharger le cerveau en énergie, vous pouvez aussi ajouter le bandha Mula (voir p. 193) ou utiliser des essences de plantes telles que le citron, le romarin, le basilic et l'hysope.

D'après Kim da Silva, le mudra Hakini reconstitue l'énergie des poumons. Si l'on décale les doigts, en posant l'index droit contre le pouce gauche, le médium droit contre l'index gauche et ainsi de suite, l'énergie du gros intestin est activée.

Pour le poumon, la nature a fait pousser la pulmonaire (pulmonaria officinalis L.).

Vous pouvez également stimuler votre concentration et recueillir de nouvelles forces mentales spirituelles en liant votre regard pendant un certain temps à un objet ou à une activité reposante. L'exercice suivant va aussi dans ce sens :

Disposez devant vous à une distance d'environ 1 mètre un objet tel qu'une bougie allumée, un fruit ou une pierre. Vous regardez l'objet aussi longtemps que possible sans cligner des yeux. Fermez à présent les yeux et essayez de vous représenter de nouveau cet objet. Dès qu'il vous vient une pensée non directement liée à l'objet, abandonnez-la. Conservez cette concentration aussi longtemps que vous le pouvez.

Affirmation positive : la concentration, c'est mon point fort.

28. Mudra Tse

(exercice des trois mystères)

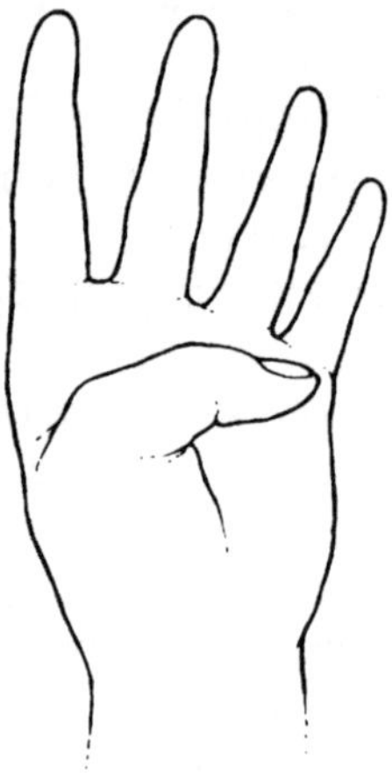

Poser les deux mains sur les cuisses. L'extrémité du pouce vient reposer à la racine du petit doigt. Les quatre doigts se rabattent lentement sur le pouce. Pendant ce temps, inspirer lentement par le nez. Retenir le souffle et «entendre 7 fois dans la tête le son OM, et les vibrations de ce son dans l'oreille droite».[11] Expirer de nouveau, lentement, en rentrant fortement le ventre, ouvrir de nouveau les mains et se représenter pendant ce geste que les soucis, les peurs et les malheurs du corps le quittent de nouveau.

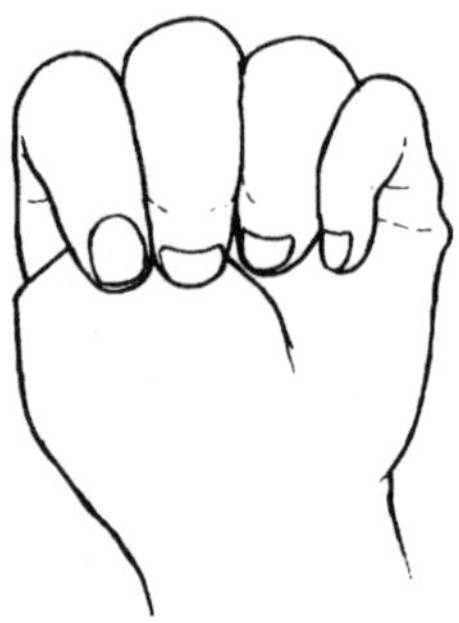

Répéter cet exercice 7 à 49 fois, en tout cas au moins 7 fois – nous disent les moines taoïstes.

Kim Tawn, un connaisseur de la médecine chinoise, écrit à ce sujet : «On dit de ce mudra qu'il chasse la tristesse, réduit la crainte, détourne l'infortune et le malheur et surmonte la dépression. Il est connu pour accroître le magnétisme personnel ainsi que les forces intuitives et spirituelles.»[12].

Il est intéressant de noter que je faisais précisément ce geste, tout à fait automatiquement, dans mes moments les plus sombres, il y a de nombreuses années, quand je me sentais lasse de vivre et que je me recroquevillais dans une profonde tristesse au fond de mon canapé. Aujourd'hui, il m'apparaît clairement que beaucoup de dépressions sont dues à une faiblesse de l'élément Eau (voir Annexe C), c'est-à-dire des organes tels que les reins et la vessie. Or cet élément peut effectivement être reconstitué ou rechargé comme une batterie par des exercices respiratoires précis, comme décrits ci-dessus.

En cas de dépression, les proches bien intentionnés qui vous entourent vous donnent souvent ce conseil : va prendre de l'air, fais de l'exercice, de la gym, du yoga, etc. Mais souvent, c'est la force de le faire qui manque (j'en sais quelque chose). Or, on est de toute façon obligé de respirer, même dans la dépression la plus profonde. Cela vaut donc le coup d'au moins approfondir sa respiration (voir p. 29) et de pratiquer le mudra Tse. Ensuite, étirez-vous vigoureusement. L'effet est miraculeux !

Un autre remède miracle contre la dépression est l'eau tout ordinaire – boire beaucoup d'eau et beaucoup se doucher. Le millepertuis (hypericum perforatum L.) et la bourrache (borago officinalis) sont les herbes qui sont efficaces contre la dépression.

En pensée, vous êtes assise au bord de la mer, vos pieds sont doucement baignés par les vagues. Vous inhalez profondément l'air rafraîchissant de la mer, retenez votre souffle pendant quelques secondes et expirez de nouveau lentement. Vous sentez à présent une pluie fine et sa chaude humidité qui vous lave de toute votre tristesse et de tous vos soucis. Puis, vous tournez votre visage vers le soleil et laissez affluer la lumière à travers les pores de votre peau. Vous vous laissez consoler et vous vous donnez une nouvelle confiance et de nouvelles joies.

Affirmation positive : je me laisse emplir de lumière, de légèreté et de joie divine.

29. Mudra Vajra

(geste de la foudre de feu)

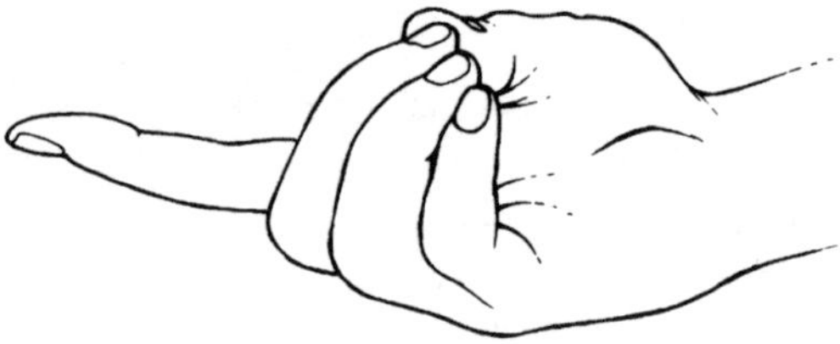

Avec chaque main : presser le pouce contre le côté de l'ongle du médium. Poser l'annulaire contre l'autre côté de l'ongle du médium et le petit doigt contre l'ongle de l'annulaire.

En cas de besoin, ou 3 fois par jour pendant 5 minutes.

Une aide supplémentaire peut être apportée en massant la racine du nez, le milieu du front, l'arrière de la tête et la nuque à l'aide du médium.

Une tension artérielle insuffisante ou une faiblesse de l'élément Terre (voir Annexe C) auquel est associé l'énergie de l'estomac, de la rate et du pancréas, ou un cœur faible peuvent affaiblir la circulation sanguine. Un manque de ressort physique, de l'atonie et des étourdissements en sont la conséquence.

Le mudra Vajra peut redynamiser la circulation sanguine. Les extensions arrière et latérales du yoga (voir p. 201 et 205) activent également les mêmes énergies. Une marche d'un pas assuré ou l'écoute d'une musique entraînante et égayante (par exemple, la sonate pour piano-forte et les symphonies 1, 2, 5 et 7 de Ludwig van Beethoven ; le concert pour piano en fa majeur de George Gershwin ; du jazz ou du rock'n roll, des marches, de la techno, etc.) donnent également de l'entrain. Faire couler de l'eau chaude ou froide sur les poignets peut également être efficace.

Attention : un manque de ressort peut aussi provenir d'un excès de fatigue du corps, de l'esprit ou de l'âme. Dans ce cas, il est recommandé de prendre du repos, au lieu de s'exciter avec toutes sortes de moyens.

Les grands stimulateurs de l'entrain, dans la nature, sont l'arnica (arnica montana) et le romarin (rosmarinus officinalis).

> Imaginez une boule de feu incandescente dans votre bassin. A chaque *inspiration*, votre boule de feu remonte la colonne vertébrale en passant par le cœur et le cou jusqu'au crâne. Cette boule apporte de la chaleur à votre corps et à votre vitalité, réchauffe le cœur et éclaire l'esprit.
>
> ***Affirmation positive*** : d'un cœur joyeux, je veux jouir de la journée d'aujourd'hui.

30. Mudra Bhramara

(l'abeille)

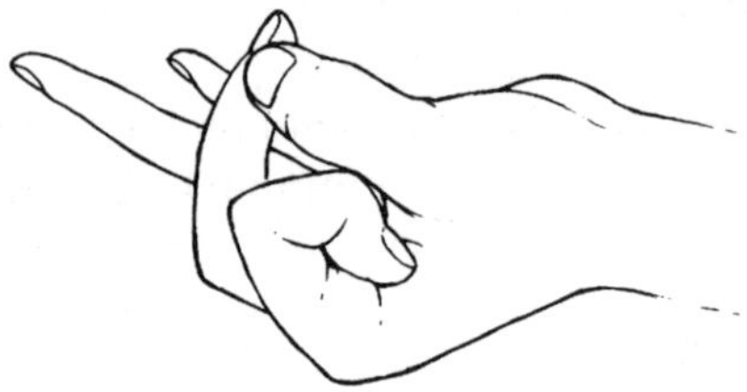

Avec chaque main : l'index se loge dans le creux du pouce et l'extrémité du pouce touche le côté de l'ongle du médium. L'annulaire et le petit doigt sont tendus.

4 fois par jour pendant 7 minutes. Si vous en avez le temps, le mudra Bhramara peut être exécuté 8 fois par jour pendant 20 minutes.

Le nom de ce mudra est tiré de la danse indienne et représente l'abeille. Nous employons aujourd'hui des produits issus de l'abeille pour combattre les allergies et ce mudra crée le même effet. Intéressant !

Les allergies proviennent d'un système immunitaire affaibli ou d'une flore intestinale abîmée. Les antibiotiques, par exemple, et beaucoup d'autres médicaments endommagent la flore intestinale. La conséquence en est l'encombrement des sinus, des bronches et de l'intestin par des glaires et des mucosités, sans parler d'éruptions de toutes sortes. Le changement de temps, le pollen et les poils d'animaux ne sont que des déclencheurs mais pas la cause véritable. Chez moi, l'asthme et l'allergie alternaient autrefois à rythme régulier. Aujourd'hui, je vis sans troubles, parce que j'ai changé mon alimentation et mes habitudes de vie. Les personnes sujettes à des allergies devraient manger peu ou de préférence pas du tout de viande, de tomates, de poivrons, de kiwi et de fraise et ne pas boire de lait.

Pour fortifier le système immunitaire, il est bon de pratiquer régulièrement le yoga, de faire du jogging et de la marche à pied. Un nettoyage de la flore intestinale peut être entrepris sous la forme d'une cure d'argile. Les lavements aussi sont très efficaces et pas tellement compliqués : on accroche le récipient d'eau au-dessus de la baignoire, on le remplit de tisane tiède à la sauge ou à la camomille, on se met à quatre pattes dans la baignoire (voir p. 101), on introduit l'extrémité du tuyau dans l'anus et on laisse l'intestin se remplir de tisane. Le reste vient tout seul. Répéter trois fois puis se reposer un moment. Le mieux est de pratiquer le lavement tous les deux jours pendant une semaine. Cela suffira pour quelques mois.

Les personnes allergiques ont souvent la manie de la propreté ou peur des maladies contagieuses. Devenez donc conscients de vos peurs et dépassez-les en vous occupant de ce qui, dans vos représentations, déclenche ces peurs.

Qu'est-ce qui vous fait peur ? Représentez-vous l'objet auquel vous êtes allergique. Et imaginez-vous rester en bonne santé à son contact. Tout d'abord vous ressentirez une résistance intérieure contre ces représentations, cela fait partie du processus. Répétez les images jusqu'à ce que vous y réagissiez de manière neutre.

Affirmation positive : en amour et avec calme je suis en sympathie avec ... (nom).

31. *Mudra Uttarabodhi*

(mudra de la plus haute illumination)

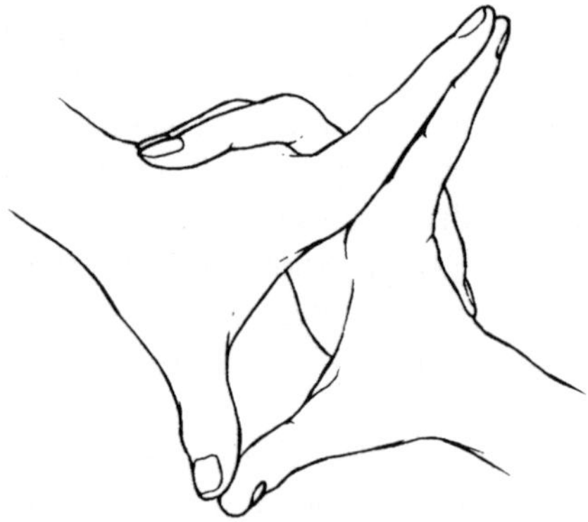

Les deux mains sont jointes devant le plexus solaire, c'est-à-dire à hauteur d'estomac. Les index et les pouces reposent l'un contre l'autre. Les index sont dirigés vers le plafond et les pouces vers le sol ou l'estomac. Si vous êtes couché, vous pouvez poser les extrémités des pouces sur la partie inférieure du sternum.

Le mudra Uttarabodhi peut être pratiqué partout, à tout moment et aussi longtemps que l'on veut.

Vous pouvez utiliser ce mudra quand vous vous sentez sans force dans votre corps ou dans votre esprit, quand vous voulez vous détendre ou quand vous avez besoin d'une idée de génie – d'un éclair de l'esprit.

Le mudra Uttarabodhi renforce l'élément métal (voir Annexe C) auquel est associée l'énergie du poumon et du gros intestin. L'inspiration est stimulée, ce qui ouvre tout particulièrement la région du cœur et des poumons. Ce mudra exerce donc un effet rafraîchissant. L'élément métal est en lien direct avec le système nerveux et surtout avec ce qui conduit les impulsions électriques et énergétiques. Il s'agit des circuits intérieurs, mais aussi des circuits extérieurs, qui relient l'homme à l'environnement et aux forces cosmiques. L'élément Métal est conducteur de la force universelle – encore appelée Ki ou prâna – de l'extérieur vers l'intérieur et sa fonction est donc aussi de remplir le réservoir de forces intérieures. C'est pourquoi je compare volontiers ce mudra à un paratonnerre et je le pratique souvent avant de faire un discours, d'enseigner ou d'écrire. D'une part je veux entrer en contact avec les forces divines qui doivent constituer l'essence de mon travail, et d'autre part, je souhaite créer un lien avec mon auditoire ou mes lecteurs. Testez les effets de ce mudra – vous serez étonné !

L'argousier (hippophae rhamnoides L.), surtout consommé pendant les sombres mois d'hiver, rafraîchit le corps, l'esprit et l'âme.

Imaginez un conduit qui relie votre bassin au cœur, à la tête, et se prolonge encore loin au-delà, pour se perdre à l'infini. Ce que vous souhaitez – des solutions, des réponses, une force de guérison, de la clarté, etc. – vient du cosmos sous forme de lumière à travers votre canal. Peut-être avez-vous aussi un vœu pour votre prochain. Dans ce cas, conduisez la lumière dans votre cœur et de là vers la personne considérée.

Affirmation positive : ma coopération avec les forces du cosmos fait apparaître ma vie dans une lumière nouvelle.

32. *Mudra désintoxiquant*

Avec chaque main : poser le pouce contre le bord intérieur de la troisième phalange de l'annulaire.

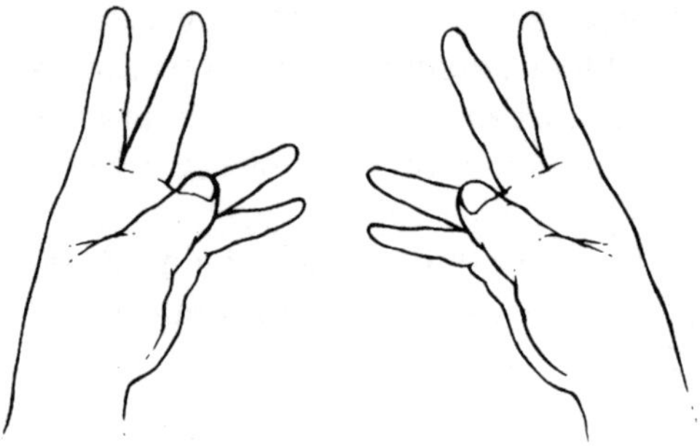

Il faudrait prévoir au moins une fois par an une cure de désencrassement, que ce soit dans un magnifique lieu de cure ou à la maison, cela n'a pas d'importance. L'essentiel est que vous vous chouchoutiez pendant ce temps, en vous accordant beaucoup de repos tout en prévoyant suffisamment de mouvement (de la marche, du yoga, des exercices respiratoires). Une cure de riz ou de pommes de terre est très efficace tout en étant très douce. Manger tous les matins pendant 3 à 5 jours un pain très digeste accompagné d'une tisane d'ortie (urtica dioica L.) et midi et soir un plat de riz ou de pommes de terre avec des légumes verts cuits à la vapeur. Entre-temps, boire de la tisane ou de l'eau. Faire une fois tous les deux jours un lavement (voir p. 101) et stimuler la désintoxication à l'aide d'une compresse. Les compresses à la pomme de terre, par exemple, ne sont pas compliquées à réaliser et tirent littéralement les toxines du corps. Pour aider au nettoyage général, la compresse peut être posée sur le foie ou sur les reins ou sur les parties du corps douloureuses. Cuire les pommes de terre avec leur peau puis les écraser en purée à la fourchette. Les envelopper dans un tissu en coton et les poser à l'endroit choisi. Maintenir le sac à pommes de terre contre le corps à l'aide d'un tissu noué autour. Laisser la compresse en place pendant env. 30 minutes.

Pendant les journées de purification, il est recommandé de se coucher de temps en temps. C'est alors le moment idéal pour pratiquer ce mudra qui favorisera tout le processus de désintoxication du corps. L'important, pendant cette période, est de vous demander tout ce dont vous êtes prêt à vous défaire, en plus de vos toxines et autres impuretés. Des mauvais souvenirs, d'anciennes rancunes, des habitudes, des traits de caractère, des peurs, etc. Vous créez ainsi de la place pour quelque chose de nouveau. Qu'est-ce que cela pourra être ?

Il est conseillé de pratiquer la visualisation suivante plusieurs fois par jour et avec beaucoup d'enthousiasme.

> Visualisez un film dans lequel vous voyez ce que vous abandonnez. Laissez-vous beaucoup de temps. Puis visualisez les choses nouvelles que vous souhaitez en remplacement. Imaginez ces choses nouvelles d'une manière très vivante et détaillée et suscitez les sentiments (soulagement, fierté, joie, etc.) que vous éprouverez lorsque vous aurez atteint votre but – si votre vœu se réalise.
>
> ***Affirmation positive*** : pour mon vœu, mon objectif, je m'en remets à la force protectrice divine – et tout se passera bien.

33. Mudra Shakti

(en l'honneur de Shakti, la déesse de l'énergie de vie)

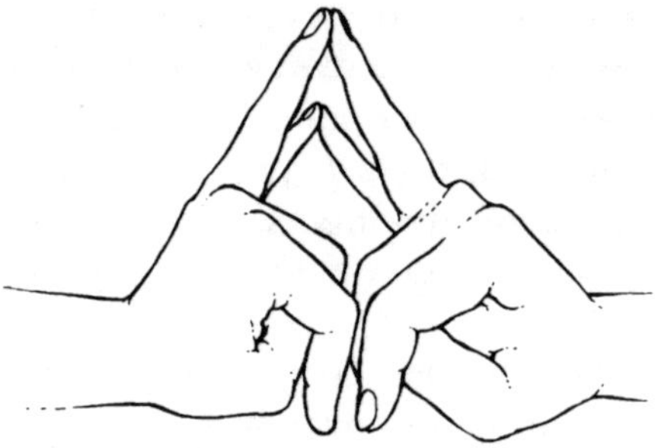

Poser l'un contre l'autre les deux annulaires et les deux petits doigts. Les autres doigts sont repliés souplement sur le pouce rentré à l'intérieur de la main. Ressentir la respiration dans la région du bassin et prolonger un peu l'expiration.

En cas de besoin, ou 3 fois par jour pendant 12 minutes.

Le mudra Shakti renforce l'impulsion de la respiration dans la partie inférieure de la cage thoracique et la respiration augmente dans le bas du bassin. Son effet est apaisant et le soir, ce mudra favorise l'endormissement. S'il est pratiqué trop souvent ou trop longtemps, il peut entraîner un état de léthargie. Il peut cependant apporter une détente bienfaisante dans la région du bassin et aider de ce fait à combattre l es crampes d'estomac ou les douleurs des règles.
On me demande souvent conseil pour des difficultés d'endormissement – l'une au moins des indications suivantes apporte toujours de l'aide :

- Pratiquer ce mudra avant l'endormissement sous une forme légèrement modifiée. La plupart des gens dorment sur le côté. Cela permet de saisir entre les mains un bout d'oreiller. Le petit doigt et l'annulaire sont l'un contre l'autre et les autres doigts reposent sur ou sous l'oreiller.

- Plier une main vers l'arrière et 6 fois la tourner lentement vers la gauche et vers la droite. Puis faire de même avec l'autre main. Ensuite avec un pied, puis avec l'autre.
- Passer un gant mouillé sur les faces extérieures et intérieures des jambes et se coucher au lit sans les essuyer.

La valériane (valeriana officinalis L.) et le houblon (humulus lupulus L.) exercent eux aussi un effet calmant.

Des combinaisons de couleurs vertes et des formes douces et coulantes exercent toujours un effet apaisant. Visualisez des images vertes (un paysage, des feuilles, un châle de soie, etc.) et laissez l'expiration se faire toujours plus lente et plus profonde.

Affirmation positive : le repos, l'harmonie et la paix la plus profonde emplissent tout mon être.

34. Mudra Maha-Sakral

(mudra du grand bassin)

Les extrémités des annulaires sont posées l'une contre l'autre et les petits doigts contre les pouces. Tenir cette position pendant 10 respirations puis changer.

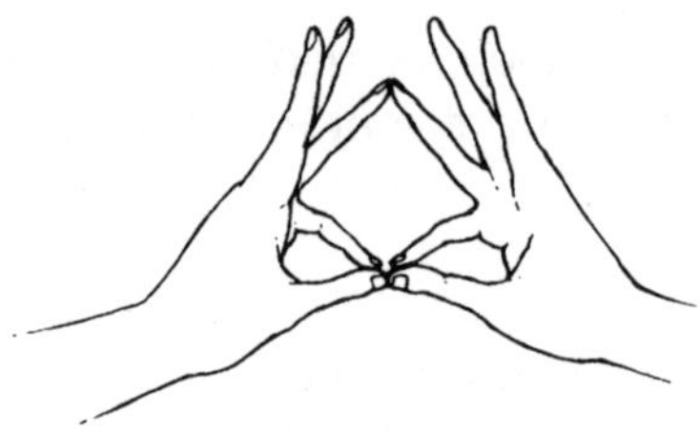

Poser à présent l'une contre l'autre les extrémités des petits doigts et mettre les annulaires en contact avec les pouces. Tenir aussi cette variante pendant 10 respirations.

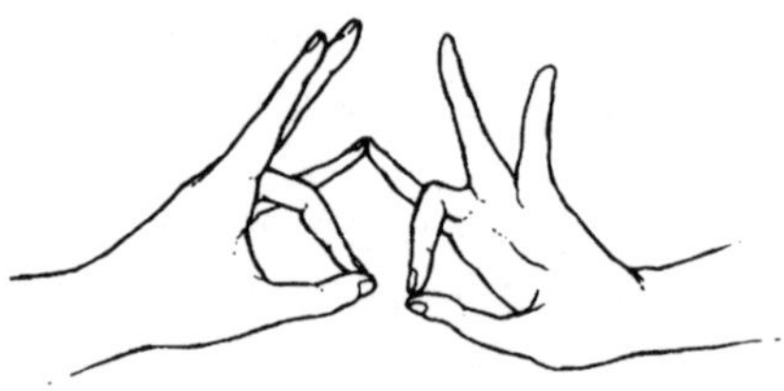

En cas de besoin, ou 3 fois chaque jour pendant 7 minutes.

Ce merveilleux mudra est d'un précieux secours contre des troubles dans le bas ventre ; mais surtout en cas de douleurs de menstruation, d'activité intestinale insuffisante, de crampes d'intestins et de problèmes de vessie ou de prostate, il peut apporter un soulagement dans la mesure où il détend et équilibre les énergies.

Pendant que vous tenez ce mudra, vous pouvez en outre pratiquer 10 à 30 fois le bandha Mula (voir p. 193). Répéter plusieurs fois chaque jour. Cet exercice peut évidement aussi se pratiquer aux toilettes.

Parmi les affections qui touchent beaucoup de personnes après la cinquantaine et dont on se garde généralement de parler, il y a l'atonie de la vessie, les hémorroïdes, un relâchement ou des tensions au niveau de la vessie et de l'anus. On peut y remédier en exerçant le muscle pubococcygien[13].

Une mesure complémentaire contre les relâchements de vessie ou l'atonie du sphincter de l'anus peut-être l'utilisation du Viparita-Karani (voir p. 207). Il est bon aussi pour la vessie et la prostate de mâcher des pépins de courge et de boire de la tisane de feuilles de poirier (pyrus communis) ou de busserole (arctostaphylos uva-ursi).

Les problèmes d'élimination vont souvent de pair avec des difficultés à «lâcher» en général, sur le plan mental ou émotionnel, ou avec la peur d'avoir à passer par une situation, à la traverser. L'image ci-dessous permet de construire des modèles positifs à cet effet.

Le monde n'a-t-il pas toujours une apparence un peu plus sympathique à l'autre bout d'un long tunnel ? Nous aussi, nous sommes souvent amenés à traverser des tunnels, à devoir passer au travers de quelque chose. L'image du tunnel que l'on traverse peut nous aider à poursuivre notre chemin, à continuer nos efforts et à espérer. Tout tunnel débouche finalement sur la lumière – mais il faut avoir le courage et la force de persévérer jusqu'au bout.

Affirmation positive : même si mon chemin est parfois très sombre, il conduit à la lumière.

35. Mudra Makara

(Makara – nom d'un crocodile de la mythologie indienne)

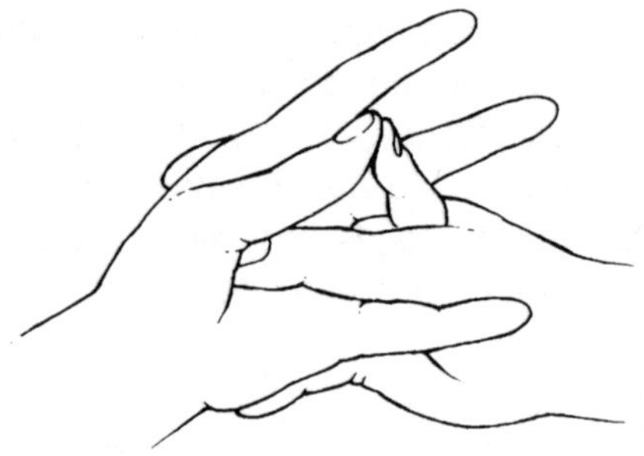

L'une des mains repose dans l'autre. Passer le pouce de la main inférieure entre le petit doigt et l'annulaire et le poser dans le creux de la paume de la main supérieure. Puis mettre en contact les extrémités du pouce et de l'annulaire de la main supérieure. 3 fois par jour pendant 4 à 10 minutes.

Le crocodile est capable de mobiliser en un temps très court une force considérable qu'il a accumulée pendant une période de repos infiniment longue. L'homme aussi possède un réservoir de forces qui se remplit de nouveau dans les phases de repos. Ce mudra active l'énergie des reins et cette énergie est en lien avec notre réservoir de forces. Se sentir épuisé, déprimé et insatisfait, avoir des cernes sous les yeux est généralement le signe d'une réserve d'énergie insuffisante. Outre des promenades pour prendre de l'air frais et des massages de l'oreille, il est aussi utile de pratiquer les exercices de respiration du yoga. La respiration complète des yogi, qui peut se pratiquer en position debout, assise ou couchée, ou en marchant, s'est avérée très efficace chez moi. Respirer profondément, bomber le ventre et la cage thoracique et tirer les épaules vers le haut, retenir son souffle pendant quelques secondes puis expirer lentement. A la fin de l'expiration, rentrer un peu le ventre pour chasser l'air encore davantage. Noter que les *pauses marquées dans la respiration après l'inspir et l'expir doivent durer quelques secondes*. La respiration doit rester lente, régulière et douce.

L'effet de ce mudra est très apaisant, il aide à se centrer et donne un sentiment de bien-être, de sécurité et de confiance.

Le bouleau (betula verrucosa) qui aspire jusqu'à 70 litres d'eau par jour puisés dans le sol pour que celle-ci s'évapore ensuite par les feuilles, aide en cas de faiblesse rénale. La verge d'or (solidago virgaurea L.) est efficace contre la pyélite et le lierre terrestre (glechoma hederacea L.) atténue les irritations de la vessie

La couleur bleue exerce une influence positive sur l'élément Eau.

Visualisez un pré avec beaucoup de fleurs bleues. Au fond, vous voyez la mer bleue et au-dessus une voûte céleste bleue.

Affirmation positive : une énergie cosmique, divine est à tout moment et partout pleinement à ma disposition et j'en fais un sage usage.

36. *Mudra Mukula*

(main en bec)

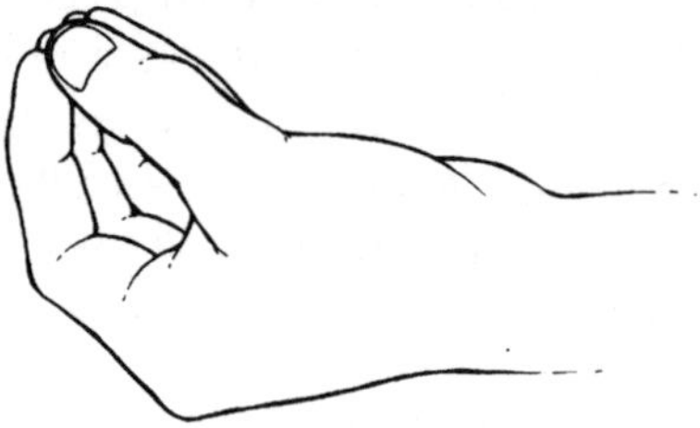

Avec chaque main : poser les quatre doigts longs contre le pouce et placer les extrémités des doigts contre l'organe ou la partie du corps qui est douloureuse, affaiblie ou tendue. C'est comme si l'on dirigeait ainsi un rayon laser d'énergie régénératrice dans la partie du corps concernée ou dans l'organe souhaité. Samuel West, un scientifique et guérisseur américain, utilise le mudra Mukula quand un organe doit être rechargé électriquement – et il a d'excellents résultats. Il a pu montrer que chaque maladie et beaucoup de douleurs indéfinissables proviennent d'une trop grande faiblesse du champ électrique correspondant. Selon West, il convient de poser les doigts de la manière suivante, en fonction des différents organes :

Poumon : poser les doigts à droite et à gauche environ 5 cm en dessous de la clavicule.

Estomac : les doigts des deux mains sont placés directement sous le sternum.

Foie et vésicule biliaire : poser la main gauche contre l'extrémité inférieure du sternum et avec la main droite passer 21 fois par dessus les extrémités des côtes du flanc droit comme si vous vouliez enflammer une allumette.

Rate et pancréas : placer la main droite contre la partie inférieure du sternum et avec la main gauche, passer 21 fois sur les extrémités des côtes du flanc gauche comme si vous vouliez enflammer une allumette.

Reins : poser les doigts des deux mains à environ 5 cm au-dessus de la taille contre le dos.

Vessie : poser les doigts des deux mains de part et d'autre du pubis.

Intestins : poser les doigts d'une main contre le nombril et décrire un cercle toujours plus grand de la droite vers la gauche (comme une spirale).[14]

Dans chaque cas, pratiquez toujours aussi en même temps la respiration complète du yoga et après l'inspiration, pendant la pause prolongée, dites l'affirmation positive ci-dessous.

Un effet supplémentaire peut être obtenu à l'aide des couleurs suivantes :

Pour le traitement des poumons, visualisez la couleur blanche ; pour le foie et la vésicule biliaire, le vert ; pour l'estomac, la rate et le pancréas le jaune ; pour le cœur ou l'intestin grêle le rouge ; et pour les reins et la vessie la couleur bleue.

Affirmation positive : que les impuretés me quittent – et que la force me pénètre.

37. Mudra des articulations

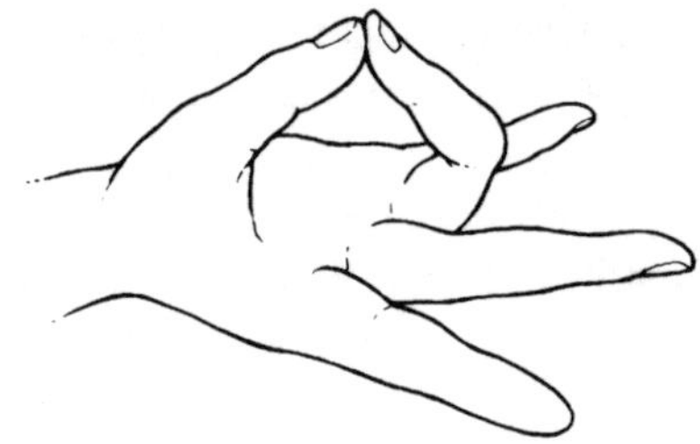

Main droite : réunir le pouce et l'annulaire

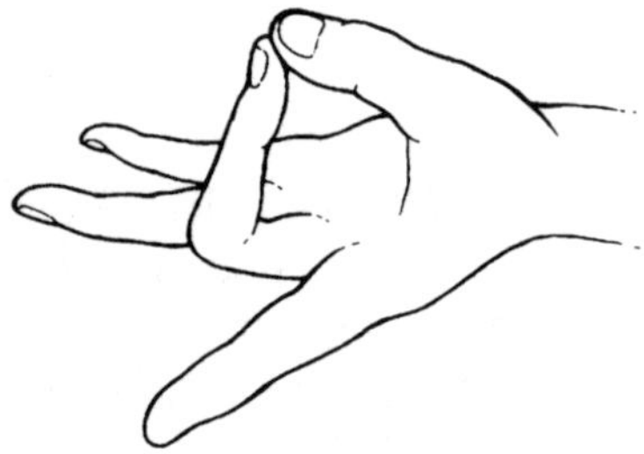

Main gauche : réunir le pouce et le médium.

En cas de besoin, ou 4 fois par jour pendant 15 minutes. En cas de maladie, ce mudra doit être pratiqué 6 fois par jour pendant 30 minutes.

Ce mudra équilibre les énergies dans les articulations. Il m'est très utile quand après une randonnée, et surtout après une longue descente de montagne, les genoux sont douloureux ou quand j'ai travaillé trop longtemps à l'ordinateur et que j'ai un sentiment désagréable dans les coudes.
Contre les douleurs aux articulations, il est également utile de pratiquer les nombreux exercices de yoga que j'ai décrits dans mes livres. Toutes les personnes âgées de ma famille souffrent d'arthrose, et pour certains, très fortement. Moi-même, je souffrais, il y a vingt ans, de douleurs dans les articulations des genoux et des hanches. Aujourd'hui, je vis sans douleurs grâce au yoga. Les compresses de toutes sortes sont également d'un bon secours – ne vous laissez pas persuader que votre mal serait chronique et que vous devez souffrir de ces maux jusqu'à la fin de votre vie. Agissez contre ! La guérison peut prendre des mois, mais si vous persévérez, vous pouvez être assuré du résultat.

Un merveilleux exercice pour l'ensemble des articulations est celui du petit ours. L'important est de décrire les cercles avec souplesse et lenteur. Les mouvements s'effectuent sur une respiration ralentie.

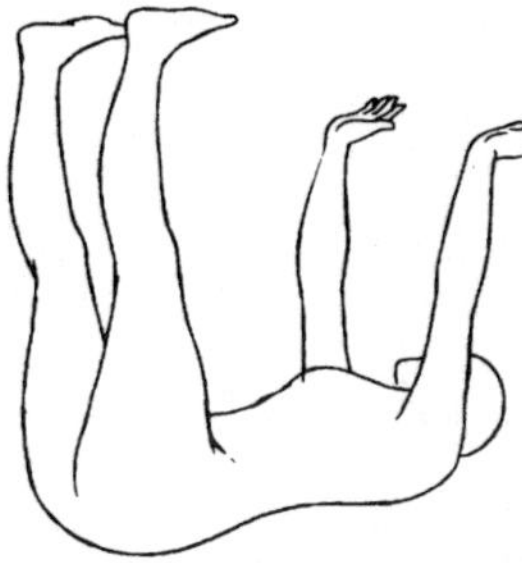

Se coucher sur le dos, rentrer légèrement le menton et envelopper les genoux de ses bras. Puis dresser les jambes et les bras à la verticale.

- secouer souplement les mains et les pieds
- faire tourner les articulations des pieds et des mains
- décrire des cercles plus larges avec les bras et les jambes comme si vous vouliez dessiner au plafond un grand huit couché (une lemniscate)
- fléchir les bras et les jambes et les étirer de nouveau.

La plante qui agit sur les articulations chez l'homme comme chez l'animal est depuis des temps immémoriaux la consoude (symphytum officinale L.).

Visualisez des images qui vous permettent de jouir pleinement de votre mobilité : vous bougez facilement et librement vos jambes, vos bras, vos pieds et vos mains, le cou et la nuque. Vous vous voyez en danseur, en sportif ou en artiste et sentez comment vos énergies circulent et votre humeur devient joyeuse.

Affirmation positive : je jouis de ma mobilité qui me rend joyeux et anime mon esprit.

38. Mudra Kalesvara

(consacré à la divinité Kalesvara, qui règne sur le temps)

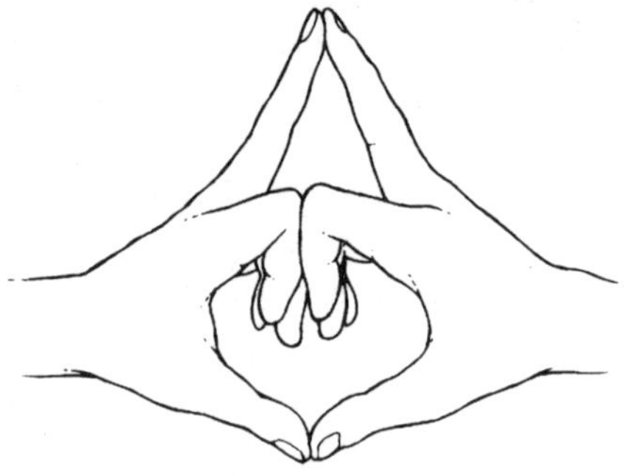

Les extrémités des médiums, les deux premières phalanges des index et les pouces sont en contact. Les autres doigts sont pliés vers l'intérieur. Les pouces sont orientés en direction de la poitrine et les coudes pointent vers l'extérieur.

Inspirer et expirer 10 fois lentement et profondément. Puis observer son souffle et prolonger un peu les pauses après l'inspiration et l'expiration.

Le mudra Kalesvara calme le flux des pensées et les tourbillons d'émotions. Plus l'on est calme, plus les pensées s'espacent et la clarté d'esprit devient grande, ce qui permet de mieux s'observer soi-même et de trouver des solutions.
En cas de suractivité de l'appareil à penser, quand par exemple certaines pensées ne cessent de tournoyer dans ma tête sans que je parvienne à les arrêter, la fleur de Bach n° 36 (marron d'Inde) accomplit en ce qui me concerne de véritables miracles.
Ce mudra peut aussi être utilisé pour changer un trait de caractère, stimuler la mémoire et la concentration ou se libérer d'une dépendance. À cet effet, il devrait être pratiqué quotidiennement pendant au moins 10 à 20 minutes.
Tant que nous vivons, nous polissons nos traits de caractère comme un tailleur de pierres qui cisèle sa sculpture dans un bloc de granit. Il ne faudrait cependant pas le vivre comme un combat contre soi-même mais comme une orientation pleine d'amour et de compréhension dans la bonne direction. Aussi désagréables et inconfortables que peuvent être de mauvais

traits de caractère, des habitudes ou des dépendances, elles nous mènent un pas plus loin quand nous les surmontons.

- Demandez d'abord quelle utilité, quel gain vous apporte tel trait de caractère ou telle habitude.
- Priez la conscience cosmique de vous aider, d'être votre partenaire dans ce projet.
- Définissez aussi précisément que possible la nouvelle caractéristique ou la nouvelle habitude.

> Représentez-vous des scènes où vous agissez et réagissez d'une nouvelle manière.
>
> ***Affirmation positive*** : je prends plaisir à être (comme ceci ou comme cela).

39. *Shivalingua*

(refaire le plein des forces)

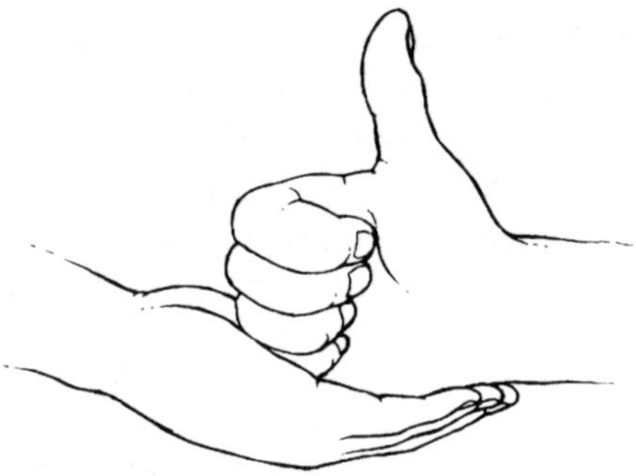

La main droite repose, pouce levé, sur la main gauche arrondie en forme de coupe. Les doigts de la main gauche sont serrés les uns contre les autres. Les mains se trouvent à hauteur du ventre et les coudes pointent vers l'extérieur et légèrement vers l'avant.

En cas de besoin autant que l'on veut, ou 2 fois par jour pendant 4 minutes.

Ce mudra symbolise, avec la main droite, la force masculine – le phallus de Shiva qui incarne dans la mythologie l'aspect destructeur de la plus haute divinité. Le phallus étant le symbole d'un nouveau recommencement, Shiva est la divinité qui permet ce recommencement en détruisant quelque chose et en créant ainsi les conditions de ce recommencement. Si les fleurs, par exemple, ne se fanaient pas, il n'y aurait pas de fruits ou si les cellules usées n'étaient pas détruites en nous, cela produirait des proliférations anormales, etc. C'est un cycle perpétuel qui se joue, et il doit fonctionner impeccablement à tous les niveaux : corps, âme et esprit. Une force intérieure le maintient en mouvement et cette force, chacun la possède en son réservoir, qui est associé à l'élément Eau (voir Annexe C). Cette réserve est alimentée par la respiration. C'est pourquoi une excellente respiration est si importante (voir p. 295). L'élément Eau agit sur le bord extérieur et dans le creux de la main. Le pouce est comme un conducteur de l'énergie qui est inhalée par les poumons.

Ce mudra peut être utilisé contre la fatigue, l'insatisfaction, l'épuisement la dépression ou lorsqu'on se sent vidé par un état de tension ou de surmenage prolongé. Il peut aussi être utilisé dans des périodes où l'on est en attente de quelque chose, par exemple d'un diagnostic médical. Ce mudra favorise le processus de guérison, quelle que soit l'endroit où l'on souffre ou la manière dont se présente le mal. En matière de guérison, il existe beaucoup plus de miracles qu'on ne l'admet communément. Gardez cette idée dans un coin de votre tête quand vous avez besoin de guérir.

Imaginez que votre main gauche soit un mortier et la droite un pilon. Pendant les premières respirations, laissez, par la pensée, tomber dans votre main gauche une sorte de gravier de couleur sombre et avec le bord de la main droite, broyez le tout jusqu'à obtenir du sable fin que vous soufflez ensuite de votre main. Puis restez encore assis un moment et laissez affluer par l'extrémité du pouce droit des énergies guérissantes dans le creux de votre main gauche, c'est-à-dire dans votre réservoir de forces. Ce faisant, énoncez plusieurs fois avec beaucoup d'intensité, l'affirmation positive suivante :

Affirmation positive : une lumière guérissante illumine chaque cellule de mon corps, dissout ce qui doit être dissout et construit ce qui doit être construit. Merci !

40. Mudra dynamique

Comme l'indique déjà le nom de ce mudra, les doigts ne restent pas immobiles mais bougent.

Avec chaque main : à chaque *expiration*, poser une extrémité de doigt contre l'extrémité du pouce et tendre de nouveau les doigts à *l'inspiration*. En même temps, prononcer le mantra-syllabe correspondant.

En disant «Saaa», appuyer l'un contre l'autre le pouce et l'index.
En disant «Taaa», appuyer l'un contre l'autre le médium et le pouce.
En disant «Naaa», appuyer l'un contre l'autre l'annulaire et le pouce.
En disant «Maaa», appuyer l'un contre l'autre le petit doigt et le pouce.

Au *second* tour, ne plus appuyer avec le pouce sur l'extrémité du doigt correspondant mais sur son ongle.

Au *troisième* tour, appuyer avec le pouce sur l'ensemble du doigt. Ce faisant, l'extrémité du doigt s'enfonce dans le creux de la main.

Ce mudra peut être pratiqué quotidiennement pendant 5 à 30 minutes.

Enfant déjà, nous avions des jeux de doigts qui consistaient à presser, plier ou tendre des doigts en accompagnement d'une comptine. Aujourd'hui, des thérapeutes utilisent ces exercices de la main chez des enfants qui ont des difficultés à s'exprimer ou à apprendre. L'effet de ce mudra est merveilleux pour stimuler l'activité du cerveau ou détendre les nerfs. Il favorise aussi la concentration et crée le calme intérieur. Notez que la respiration doit rester lente, fluide, régulière et légère.

41. Mudra Jnana et mudra Chin

(geste de la conscience et geste du savoir)

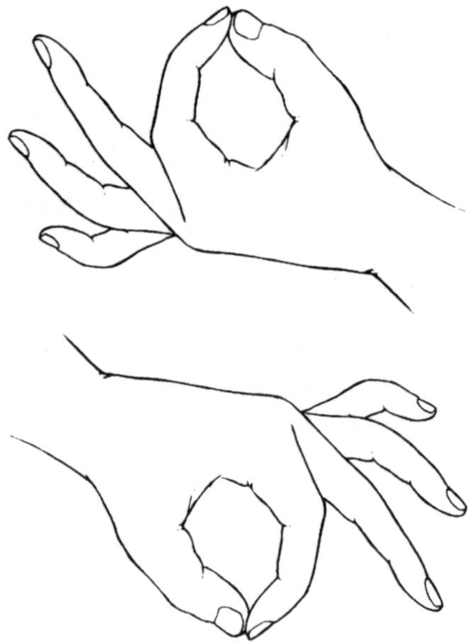

Avec chaque main : les extrémités des pouces touchent celles des index, les autres doigts sont tendus, les mains reposent souplement sur les cuisses.

Si les doigts pointent vers le haut, en direction du ciel, on parle de mudra Jnana. Si les doigts pointent vers le bas, en direction de la terre, on appelle ce mudra le mudra Chin.

Ces mudras s'exécutent de deux manières : la première manière est celle décrite ci-dessus, où les extrémités des index et des pouces sont en contact. Selon la deuxième manière, l'extrémité de l'index touche la première phalange du pouce et le pouce exerce une légère pression sur l'ongle de l'index. La première manière est une position passive, réceptrice. et la deuxième est active, émettrice.

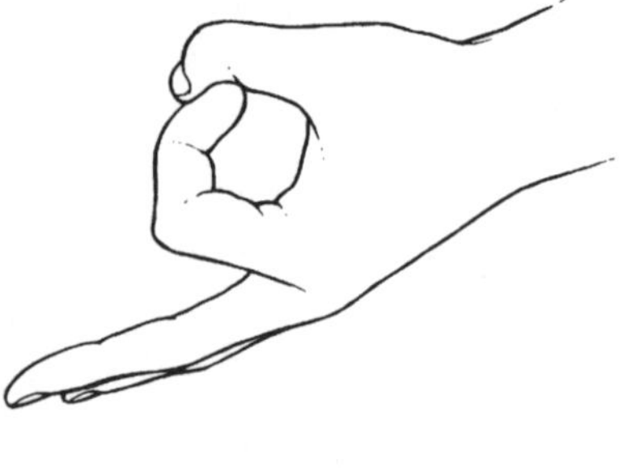

Ces mudras sont les positions des mains les plus connues du hatha-yoga. Ils agissent sur le corps, le psychisme et l'esprit et symbolisent le lien étroit de la conscience humaine (pouce) avec la totalité de l'être. Les trois doigts tendus symbolisent les trois gunas, c'est-à-dire les caractéristiques qui maintiennent en mouvement toute l'évolution, dans le microcosme comme dans le macrocosme : tamas (la léthargie), rajas (l'activité) et sattva (l'équilibre, l'harmonie). Le cercle fermé formé par l'index et le pouce représente le but véritable du yoga : l'unification d'Atman, l'âme individuelle, et de Brahman, l'âme cosmique.

Nous trouvons ce mudra dans beaucoup de représentations de divinités indiennes. La main droite y est tenue au niveau du cœur et le pouce en contact avec l'index sont dirigés vers le croyant. C'est le geste de la transmission de l'enseignement. Les bouddhistes le connaissent aussi et l'appellent *mudra Vitarka* (geste du discours). Avec ce geste, la divinité, ou Bouddha, renforce la signification de ses paroles. Le Christ aussi est représenté dans des anciennes icônes byzantines avec ce geste et dans la liturgie catholique, le prêtre exécute ce même geste après la transsubstantiation.
Je trouve merveilleux aussi quand le mudra Jnana est pratiqué en lien avec le cœur. La main est donc de nouveau au niveau du cœur, l'index et le pouce se touchent. Mais ici, ces doigts sont dirigés vers l'intérieur et vers le haut. De cette manière, le mudra symbolise simplement la sagesse de Dieu. Il s'agit alors du dévouement de l'homme à la sagesse divine et de sa reconnaissance. Dans ce geste réside aussi une tendresse qui me touche profondément.
Avec ces variantes du mudra Jnana, nous nous plaçons déjà sur un terrain spirituel. Mais l'effet physique n'est pas non plus à négliger. Quand ce geste est utilisé pour remédier à des troubles physiques, on peut pratiquer indifféremment le mudra Jnana ou le mudra Chin. D'après Keshav Dev, ce mudra est un remède universel, qui améliore des états de tension et de désordre spirituels et qui stimule la mémoire et la concentration. Il rend l'esprit clair – qui ne souhaiterait pas garder des pensées claires dans n'importe quelle situation. Ce mudra est

également mis en œuvre en cas d'insomnie, de somnolence, de dépression et d'hypertension. On peut le combiner avec d'autres dont il renforce l'effet. Il faut, pour cela, le pratiquer avant ou après ou ne le tenir qu'avec la main droite et pratiquer l'autre mudra de la main gauche. Vous trouvez d'autres explications sur ce mudra à la page 16.

Ce mudra active l'élément Métal (voir Annexe C). Le métal est associé à la couleur blanche. Le blanc est le vide apparent, qui recèle la plénitude. Il est la couleur de la naissance et de la mort, du renouveau et de l'accomplissement. Couleur également de l'unité et de la paix, il rend l'esprit clair et apporte la paix dans l'âme.

Visualisez la couleur blanche. Tout d'abord, en contemplant mentalement des objets blancs. Puis essayez de le faire de manière abstraite. Visualisez un mur blanc puis laissez-vous surprendre en découvrant les formes et les couleurs que vous recherchez. Elles peuvent renfermer des messages à décrypter.

Affirmation positive : un savoir divin enrichit et soulage ma vie, la sagesse divine élève mon cœur et m'indique le chemin.

Plus le ciel est obscur
plus les étoiles
paraîtront claires.
Léonard de Vinci

Mudras spirituels

Dans ce qui suit, il sera maintenant question des mudras qui sont utilisés depuis des temps immémoriaux dans les temples et les églises pour aider à la méditation et à la prière mais que l'on voit aussi sur les représentations des divinités hindoues, ainsi que du Christ, du Bouddha et des saints. La position des mains de ces divinités ou de ces saints exprime un état d'être intérieur et celui qui médite espère, consciemment ou inconsciemment, entrer de cette manière dans l'état d'âme correspondant. Ces mudras symbolisent aussi des traits de caractère que l'on peut faire siens à force de longues contemplations méditatives. On a par exemple observé dans les musées en Grèce, qu'après avoir longtemps contemplé les statues de divinités, les visiteurs adoptaient spontanément une attitude plus droite.

Comme la spiritualité doit aussi, à mon avis, être intégrée dans le quotidien, dans la planification de son avenir et dans le travail sur son passé, j'ai en outre inclus dans ce chapitre des mudras plus récents, qui s'adressent aux habitudes de penser et de sentir.

J'ai généralement renoncé à donner une indication de durée car celle-ci varie avec chaque individu, en fonction de sa maturité intérieure. L'un n'aura besoin de méditer sur tel mudra qu'une seule fois pendant quelques minutes pour en ressentir l'effet, tandis que d'autres méditeront quelques jours ou quelques semaines pendant 7 à 30 minutes tous les jours avant de percevoir que quelque chose a changé ou que leur liaison avec leur conscience supérieure devient plus profonde.

42. *Mudra Atmanjali*

(geste de la prière)

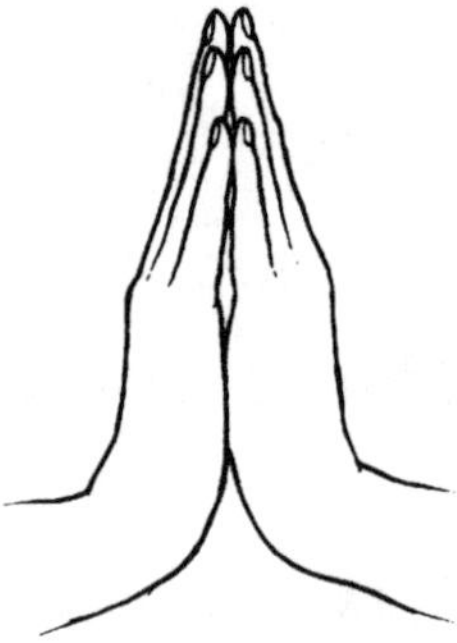

Joindre les mains devant le chakra du cœur en laissant un petit espace vide entre les paumes. Au début ou à la fin de la méditation, rester assis un instant, les bras écartés et tendus vers le ciel.

Le fait de joindre les mains devant la poitrine aide au recueillement et apporte de l'harmonie, de l'équilibre, du calme, du silence et de la paix. Ce geste active et harmonise la coordination des hémisphères cérébraux gauche et droit. Il peut appuyer une méditation au cours de laquelle vous priez le divin de réaliser quelque chose – un vœu qui vous tient très à cœur. Vous exprimez ainsi votre respect, votre vénération et votre gratitude. En Inde, ce mudra est aussi un geste de salut et de remerciement ; on témoigne ainsi de sa déférence.

Les Celtes et les Germains entraient en contact avec leurs dieux en levant les bras au ciel. Ce geste très puissant a ensuite été interdit avec la christianisation. Par la suite, il a été réintroduit, mais c'étaient alors les prêtres et les religieux qui le pratiquaient – et non plus le commun du peuple. Qui doit détenir le pouvoir ?

Comme nous l'avons déjà indiqué, ce geste calme nos pensées et crée ainsi de la clarté dans notre esprit. Il existe aussi toujours une certaine force à la base d'une pensée calme – une force sur laquelle peut se construire un corps vigoureux et qui permet aux sentiments de se stabiliser, de se clarifier et de se fortifier.

Imaginez-vous en un lieu de forces sacrées. Peut-être connaissez-vous un tel lieu qui revêt pour vous une signification particulière. Par la pensée, vous pouvez l'introduire quand vous voulez dans votre jardin secret. représentez-vous ce lieu aussi précisément que possible. En des lieux saints, on ressent une énergie particulière. Essayez de la sentir intérieurement. Ce mudra vous introduit dans le silence ; que vous formuliez une demande, une question, une louange ou un remerciement, il vous sera certainement aidé de la meilleure manière en temps voulu, lorsque vous y serez prêt. Restez pour finir encore un moment en silence, plongez dans la paix et la joie du divin.

Affirmation positive : plein de gratitude, je veux recevoir le bien qui m'est destiné.

43. Mudra Dhyani

(geste de la méditation – du recueillement)

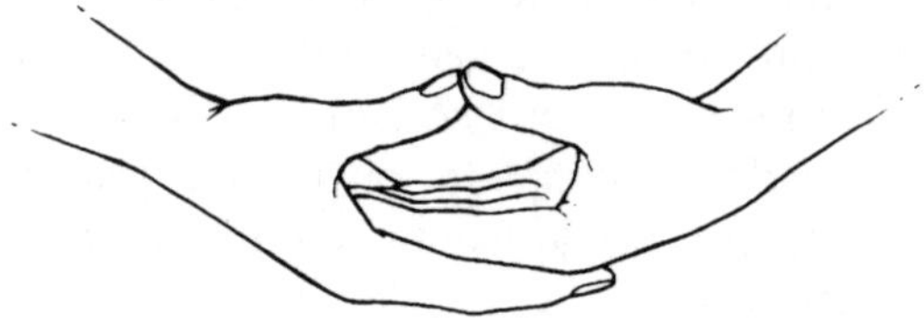

Les deux mains reposent sur les genoux comme des coupes : la gauche est dans la droite et les pouces se touchent. Les mains et les bras forment un cercle d'énergie fermé qui correspond aussi à la position des jambes dans la posture de la méditation.

Ceci est l'attitude classique de la méditation et je l'adopte quand je médite sans intention précise. Quand je suis simplement assise en train d'observer ma respiration, je suis complètement passive et laisse le divin agir en moi et pour moi. Je sais que le divin ne veut que le meilleur pour moi et qu'il m'aide partout et en tout lieu pour autant que je laisse faire. «Que ta volonté soit faite» est l'énoncé de la joie la plus profonde.

Les deux mains creusées en forme de coupe indiquent que l'on est intérieurement libre, pur et vide pour recevoir tout ce dont on a besoin sur le chemin spirituel. Comme il n'existe pas de vide dans l'univers (tout ce qui nous paraît «vide» est empli d'énergies subtiles), ce vide se remplira d'une nouvelle énergie – nos pensées et nos sentiments en déterminent la qualité. C'est pourquoi il est si important d'avoir accompli son travail du pardon et de vivre en paix avec tout le monde.
C'est comme être ensemble avec son meilleur ami ou sa meilleure amie. On n'a plus besoin de se parler, parce qu'on sait que tout le nécessaire a déjà été dit. On sent le lien et cela suffit.

Dans les méditations classiques, ce mudra est utilisé pour «penser» au vide, c'est-à-dire que l'on ne pense pas du tout. Cela est très difficile. C'est pourquoi il en existe une deuxième version. Dans cette version, l'attention est dirigée sur la respiration – tous les sens sont dirigés sur la respiration. Cela est davantage faisable mais peut néanmoins présenter des difficultés. Si vos pensées dévient trop souvent de la respiration ou si vous sentez même une tendance à ruminer des pensées négatives...

...alors représentez-vous en esprit un symbole du divin (lumière, triangle, roue, fleur, pierre, etc.). Ce symbole doit être pour vous comme une ancre qui vous relie au divin.

Affirmation positive : que ta volonté soit faite.

44. *Mudra de l'être intérieur*

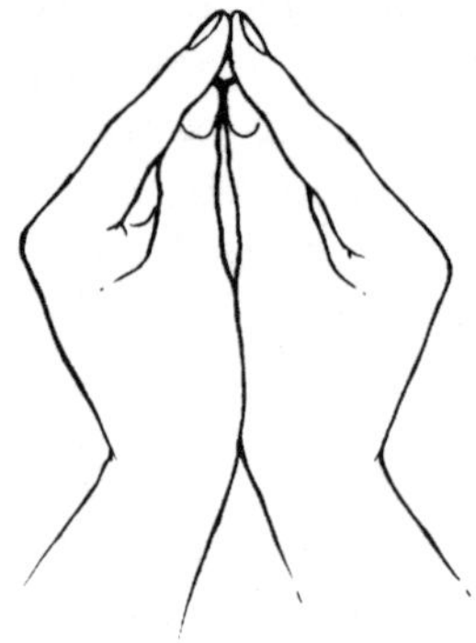

Joindre les extrémités des index, des médiums, des annulaires et des petits doigts ainsi que les éminences de la paume de la main. Les pouces sont posés côte à côte et conduisent par leur inclinaison vers les extrémités des petits doigts avec lesquelles ils entrent en contact. Sous les extrémités des petits doigts se forme un espace vide à travers lequel brille la lumière. Cette ouverture caractérise la force du cœur apportée par la sagesse divine. Chez chacun cette ouverture est différente. Sophie Rodelli, qui travaille depuis de nombreuses années sur les exercices et les positions des mains, dit à ce sujet : «Ce mudra symbolise l'être intérieur de l'individu qui est caché par le pouvoir du corps – mais qu'une joie ou une peine permet parfois d'apercevoir derrière son voile ou qu'une initiation secrète menée par l'homme intérieur peut aussi diriger.»[15]

Tenez d'abord les mains devant le front, dans cette position et regardez aussi longtemps que vous pouvez par cette ouverture sans cligner des yeux. Puis baissez les bras et tenez encore le mudra pendant un petit moment à quelques centimètres sous le menton. Vos mains se trouvent automatiquement à l'endroit où, selon les mystères antiques, se trouve l'emplacement de l'âme, et vos mains forment de ce fait un temple. Veillez seulement à votre souffle. A chaque expiration, laissez entendre un «houou» délicat et laissez-vous ainsi porter à travers cette petite ouverture vers l'infini – jusque dans le grand mystère.

Lorsque nous formons ce mudra en étant assis dans la posture de la méditation, notre corps forme de nombreux triangles (j'ai déjà essayé de les compter) : d'abord le petit espace créé entre les doigts, puis avec les mains, les bras, les jambes et l'ensemble du corps. Le triangle est le symbole du divin et notre corps l'exprime de nombreuses façons dans cette attitude. Ce mudra est une prière sans parole, une façon de se donner au divin.

Avec ce mudra, nous pénétrons dans l'espace de l'insaisissable, du divin, et c'est le seul mudra sur lequel j'ai osé écrire un dimanche, dans le cadre de la rédaction de ce manuscrit. D'ailleurs, aujourd'hui, après avoir médité sur ce mudra, je suis «par hasard» tombée sur ce poème de Hermann Hesse :

> Nous vivons dans la forme et l'apparence,
> et ce n'est que dans le malheur
> que nous soupçonnons l'Etre éternellement immuable
> dont nous parlent des rêves obscurs.
>
> Nous trouvons notre plaisir dans l'illusion
> nous ressemblons à des aveugles dépourvus de guides
> nous recherchons, inquiets, dans le temps et l'espace,
> ce qui ne peut se trouver que dans l'infini.
>
> Nous espérons trouver le salut et la délivrance
> dans des offrandes illusoires et sans substance -
> car malgré tout nous sommes des dieux et avons part
> à l'origine première de la création.[16]

45. Mudra Lotus

(symbole de la pureté)

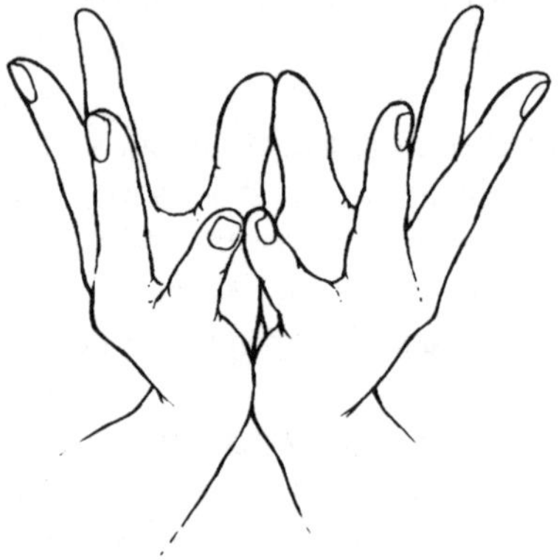

Joignez les mains devant la poitrine de telle manière que seuls les bords des mains et les extrémités des doigts soient en contact. C'est le bouton de la fleur de lotus. A présent, ouvrez les mains, les extrémités des petits doigts et les bords extérieurs des deux pouces restant en contact. Ecartez les autres doigts autant que possible. Après quatre respirations profondes, refermer les mains en bouton, poser les uns contre les autres les ongles des grands doigts des deux mains, puis le dos des phalanges de chaque doigt. Laisser alors pendre très souplement les mains pendant un moment. Ensuite, ramener les mains par le même chemin au bouton et à la fleur ouverte. Répéter plusieurs fois.

Ce mudra se rattache au chakra du cœur et symbolise la pureté du cœur. Dans le cœur réside l'amour, donc aussi la bienveillance, l'inclination, la communication. Nous devrions garder ces sentiments dans toute leur pureté et les dispenser inconditionnellement comme une fleur ouverte qui offre son calice aux insectes. Elle leur est nourriture et leur donne de la chaleur dans la froideur des nuits. En échange, les insectes la fécondent et lui permettent d'accomplir sa mission dans la vie. Nous aussi, nous sommes plus ou moins liés à notre prochain – pour le mal comme pour le bien – et dépendons de lui. Mais la fleur ouverte nous apporte encore un autre message. Elle s'ouvre au soleil, au principe divin et reçoit en cadeau tout ce dont elle a besoin : quelles richesses lui sont dévolues ! Elle reçoit d'ailleurs beaucoup plus qu'elle n'a «besoin». Les fleurs nous réjouissent parce qu'elles portent en elles la joie, le visage de Dieu.

Pratiquez ce mudra quand vous vous sentez vidé, exploité, incompris ou seul. Ouvrez-vous aux forces divines et recevez ce dont vous avez besoin – de quelque nature que ce soit – et beaucoup plus encore.

Représentez-vous, dans votre cœur, les boutons d'une fleur de lotus (ou d'un nénuphar). À chaque inspiration, la fleur s'ouvre un peu plus – jusqu'à ce qu'elle soit complètement ouverte et puisse accueillir en elle toute la lumière du soleil. Elle se remplit alors de lumière, de légèreté, de chaleur, d'amour, de plaisir et de joie.

Affirmation positive : je m'ouvre à la nature ; je m'ouvre au bien, qui habite en chacun ; et je m'ouvre au divin, pour en recevoir les riches cadeaux.

46. Mudra Abhaya

(Geste de protection)

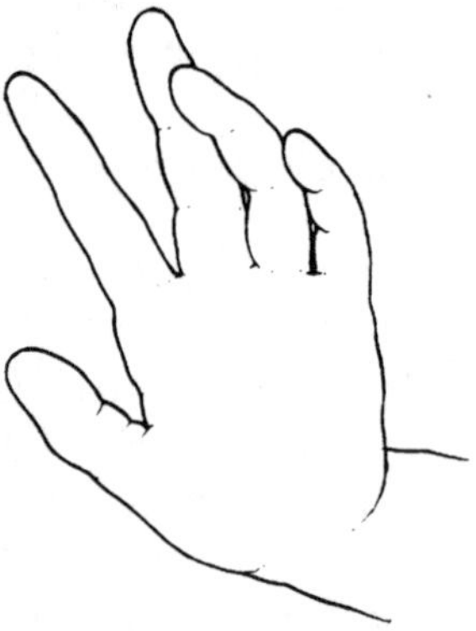

La main droite est levée à hauteur de la poitrine, la paume est dirigée vers l'avant.
La main gauche repose sur la cuisse gauche, sur les genoux ou sur le cœur.

Ce geste se voit sur beaucoup de représentations de divinités. Il promet au croyant la protection du dieu et le libère de la crainte. Il témoigne aussi de la force de la divinité.

Nous devons nous rendre compte que la crainte ou la peur sont fondamentalement un signe de faiblesse. La doctrine chinoise des cinq éléments montre comment une faiblesse génère dans l'élément Feu par exemple la crainte du prochain, dans l'élément Bois la crainte d'être déterminé par les autres, dans l'élément Métal, la crainte d'un trop grand rapprochement ou d'un trop grand éloignement (solitude), dans les éléments Terre et Eau, la crainte des défis et de la vie en général. La peur a d'innombrables visages mais sa cause est toujours une faiblesse. Le premier commandement des yogis est la non-violence. Plus un homme est fort – notamment aussi sur le plan de l'âme et de l'esprit – plus il sera capable d'appliquer la non-violence car un homme fort est rarement attaqué. Beaucoup sont aussi affaiblis par leurs luttes intérieures, par leurs contradictions intérieures. Ces combats intérieurs sont ensuite livrés à l'extérieur quand on s'attire les adversaires qui y correspondent. C'est tout cela que nous devons prendre en compte quand nous cherchons refuge dans ce mudra. Or il s'agit d'un long travail sur des schémas ancrés dans notre psychisme. Le mudra à lui seul, n'y suffit pas, mais il peut apporter une première aide bien utile dans une situation qui fait peur. Nous vous conseillons la visualisation ci-dessous en complément :

Imaginez que vous portez sur votre tête un entonnoir en or ou en argent. Pendant l'inspiration, la lumière divine (courage, bienveillance et confiance) afflue vers l'entonnoir dans votre tête pour se répandre ensuite dans tout votre corps. Laissez-vous remplir de cette lumière. Pendant l'expiration, la lumière s'écoule de nouveau vers l'extérieur par votre main droite et vous la dirigez sur la chose ou sur la personne à laquelle vous avez à faire face. Peut-être voulez-vous toucher plusieurs choses ou plusieurs personnes d'un coup. En ce cas, ne vous en privez pas. Répétez fréquemment cette méditation pour une personne ou une chose qui vous donne du fil à retordre, et laissez-vous surprendre par les résultats positifs !

Affirmation positive : je crois dans ce qu'il y a de bon en cette personne ou en cette chose, et ce côté bon m'est révélé.

47. Mudra Varada

(geste pour accorder un vœu ou geste de miséricorde)

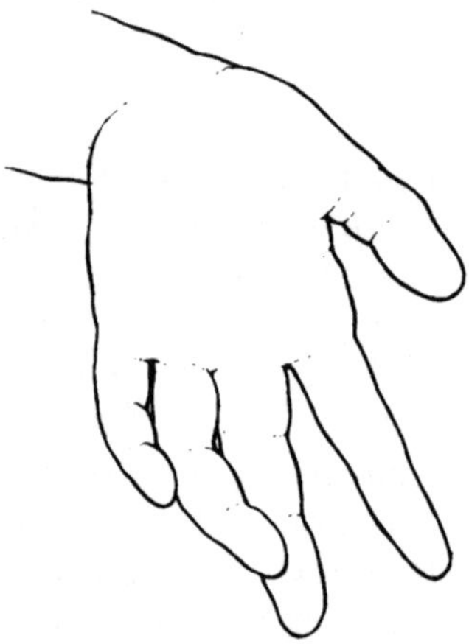

La main gauche est dirigée vers le bas et la paume vers le haut. La main droite repose sur les genoux ou sur les cuisses.

Ce mudra est un geste favori des représentations de divinités indiennes, et comme son nom l'indique, il traite de pardon et de miséricorde. Le croyant espère que Dieu le couvrira de ses richesses – et qu'il réalisera ses vœux. Pour le dire de manière percutante : celui qui donne reçoit, celui qui pardonne est couvert de riches cadeaux. En matière de pardon, il s'agit toujours aussi d'être capable de se pardonner à soi-même. Le pardon à soi-même et aux autres est certainement la chose la plus difficile que l'homme peut exiger de lui-même. Mais c'est vraiment aussi ce qu'il y a de plus merveilleux lorsqu'on y parvient. La main qui pardonne est alors remplie de nouvelles richesses, intérieures et extérieures. Je parle d'expérience et ne puis que vous conseiller chaudement «l'art du pardon». Peut-être aurez-vous du mal, dans un premier temps, alors priez le divin en vous qu'il vous aide.
Il est important de savoir qu'il ne s'agit pas de faire un travail intensif de pardon pendant toute l'année ; cela serait usant. Mais vous pouvez choisir un moment favorable, comme la cure de purification du printemps ou de l'automne.

Pardonner, c'est comme enterrer profondément quelque chose. La nature nous en montre la raison et la manière chaque automne. Si les semences ne sont pas enfouies dans la terre, il ne peut pas en sortir de nouvelles plantes et si nous ne pouvons pas enterrer le passé, il peut nous être une telle charge que nous en tombons malade et que cela inhibe aussi notre développement intérieur ;

Imaginez que vous avez devant vous un objet appartenant à la personne concernée. A chaque expiration, exhalez sur cet objet tous vos sentiments négatifs. A la fin, vous l'enveloppez avant de l'enterrer en un endroit qui a une signification particulière pour vous.

Peut-être visiterez-vous souvent ce lieu, plus tard, en pensée et enverrez à la personne en question de bonnes pensées. Comme aucune personne qui est en bonne santé et heureuse ne peut faire de mal à une autre, ceux qui nous torturent ont le plus besoin de nos prières. Il n'est pas nécessaire d'être un saint pour pouvoir le faire – mais on devient soi-même «sain et entier» si on pratique cette attitude.

Affirmation positive : je me pardonne tout le mal que j'ai fait ou que j'ai dit. Je te pardonne tout le mal que tu as jamais fait ou dit.

48. Mudra Bhumiparsha

(geste de l'illumination ou d'invocation des témoins)

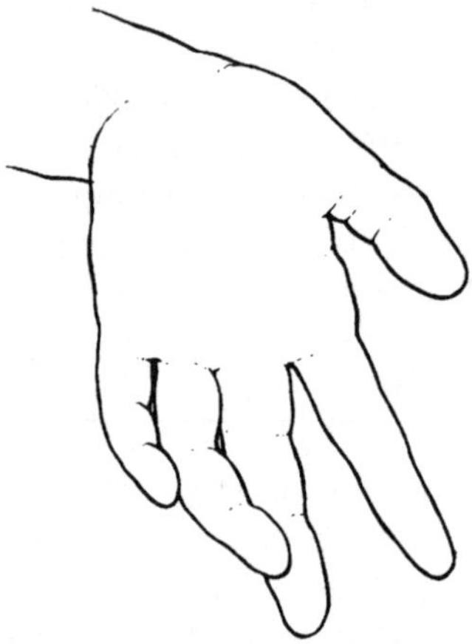

La main gauche est dirigée vers la terre et les doigts sont en contact avec le sol.
La main droite est dirigée vers le ciel comme une fleur ouverte.

Comme Jésus, Bouddha a été tenté par le mal avant de commencer à dispenser son enseignement. Mara, déesse des désirs liés aux sens, a essayé de le persuader du fait que même le petit bout de terre sur lequel il était assis pour méditer ne lui revenait pas de droit. Bouddha toucha alors le sol de sa main droite et conjura les dieux de la Terre d'attester qu'il était parfaitement habilité à rester sur terre, en raison du nombre élevé de ses bonnes actions. Cette légende montre combien il est nécessaire que l'homme remplisse tout d'abord ses devoirs terrestres s'il veut accéder à l'illumination.

Si nous avons compris que la conscience cosmique se manifeste en tout et en chacun, que nous sommes reliés à tout par notre conscience individuelle, nous comprenons aussi le premier commandement de toute religion : aime-toi et ton environnement – toi et l'environnement sont un – ce qui est dedans est dehors – le tout est plus grand que la somme de ses parties – ce qui est grand vit dans ce qui est petit. Là réside une force dont nous ne mesurerons jamais toute la portée, et cela est bien ainsi.

Tournons-nous donc simplement vers un objet, (pierre, plante, animal, etc.) Sur *l'inspiration*, accueillons en nous une énergie, et sur *l'expiration*, vidons-nous de la nôtre. Chaque respiration est comme un lien et la liaison est de plus en plus étroite jusqu'à ce que nous fusionnons. C'est ainsi que nous pouvons nous unir à la conscience cosmique et elle nous montrera le chemin vers l'unité éternelle.

Affirmation positive : relié à la conscience cosmique, je me sens guidé, protégé, soutenu et porté sur mon chemin de vie.

49. Mudra Dharmachakra

(geste de la roue qui tourne)

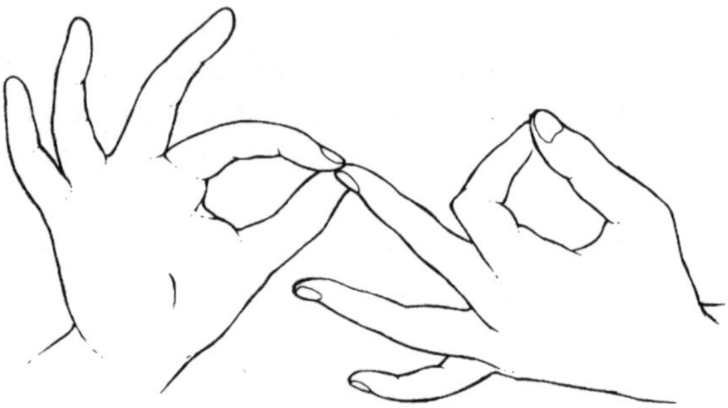

Les deux mains sont tenues à la hauteur de la poitrine, la droite un peu plus haute que la gauche. Pouces et index sont en contact à chaque main. La paume de la main gauche est tournée vers le cœur et le dos de la main droite est du côté du corps. Le médium gauche se pose sur le point de contact du pouce et de l'index de la main droite, qui s'arrondissent pour former un cercle.

Avant de continuer à lire, marquez une petite pause et essayez le mudra Dharmachakra. Respirez profondément, lentement et délicatement, et sentez vos trois doigts qui se touchent au même endroit. Comment vous sentez-vous alors ? Pouvez-vous observer un changement de votre état du moment ? Ou non ?

Les mains forment deux roues. La roue incarne dans la mythologie indienne l'accomplissement ou la roue de la vie, qui traverse comme un fil directeur la chaîne de nos multiples expériences. Mais nous avons là deux roues. Elles évoquent la doctrine de la réincarnation. Le médium (Saturne) symbolise le passage de l'ici-bas vers l'au-delà – l'alternance de la mort et de la vie.

Pour moi, ce mudra revêt encore un autre sens, très spécifique. La main gauche, tournée vers le cœur, symbolise mon monde intérieur et la main droite mon environnement. L'intérieur et l'extérieur doivent être en harmonie, sinon mes forces ne sont pas en équilibre et je ne suis pas heureuse. Cela signifie par exemple que je dois apporter ma contribution à la société avant de pouvoir me reposer et entrer dans le silence. Mais il est important aussi que je m'accorde suffisamment de temps de recueillement pour y puiser de nouvelles forces et une nouvelle sagesse. Ce mudra a aussi un rapport avec l'éternel changement. Un principe, valable pour les temps heureux comme pour les temps difficiles, nous est donné par cette phrase : *cela aussi doit passer*. Lorsque nous songeons à cette vérité, nous avons fait encore un pas de plus vers davantage de calme intérieur, d'équanimité et d'harmonie.

Visualisez une forme lumineuse, votre Soi supérieur, et priez pour être guidé avec sagesse à travers les aléas de la vie. *Toutes* les questions sont permises. Restez encore silencieux un moment et écoutez attentivement – peut-être la forme lumineuse a-t-elle encore quelque chose à vous dire.

Affirmation positive : d'un cœur reconnaissant, je veux me confier à mon Soi supérieur qui sait ce qui est le mieux pour moi.

50. *Mudra Vajrapradama*

(geste de la confiance inébranlable)

Croiser les doigts des deux mains à la hauteur de la poitrine.

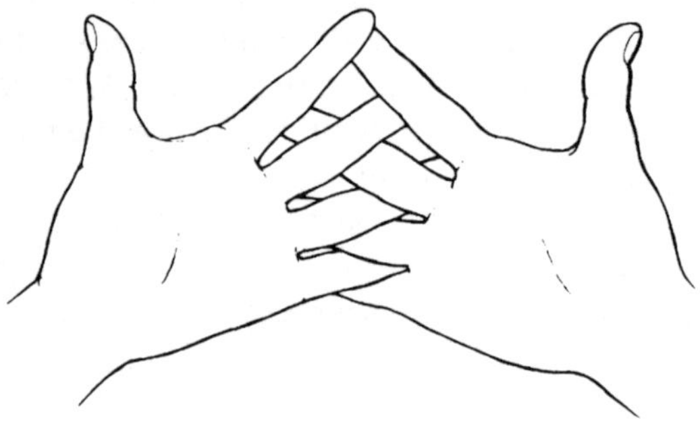

Une confiance primordiale fortifiée est la base d'une solide confiance en soi. Nous vivons des moments où nous avons l'impression de venir à bout de tout ce qui nous arrive ; et à d'autres moments, nous sommes désespérés, nous perdons toute assurance et pensons ne pas être à la hauteur de ce qui nous attend. En y regardant de plus près, nous comprenons combien il est important d'être fort intérieurement pour pouvoir avoir confiance en soi. Quand nous sommes affaiblis, que ce soit au niveau du corps, des sentiments ou de la pensée, un manque d'assurance s'insinue aussi en nous. La force intérieure peut se construire à l'aide de mudras et d'autres exercices corporels ou respiratoires bien ciblés (voir p. 64).

J'ai en outre remarqué chez moi que je commence à douter, à ruminer mes pensées ou à perdre mon assurance quand je perds la liaison avec la conscience cosmique. N'est-il pas merveilleux de savoir qu'une seule pensée nous en éloigne et que nous pouvons mettre fin à cet éloignement. La conscience cosmique ou divine est toujours là – mais nous, où sommes-nous ? Cette découverte a changé toute ma vie.

Pour ne jamais l'oublier, vous pouvez déposer un objet dans votre poche, sur votre table de travail ou sur votre établi, une sorte de talisman.

Au début de la méditation, posez vos questions ou vos prières en les formulant clairement, à voix basse ou haute. Puis remerciez pour les indications qui vont vous être données. Pour le reste de la méditation, devenez simplement silencieux et dirigez votre attention sur votre respiration.

Affirmation positive : je suis une créature de la grande toute-puissance, qui m'apporte toujours son concours par sa force, sa puissance et son amour.

51. *Mudra Naga*

(Naga, la déesse serpent, symbolise la force surnaturelle, la sagesse, la subtilité et la faculté génésique)

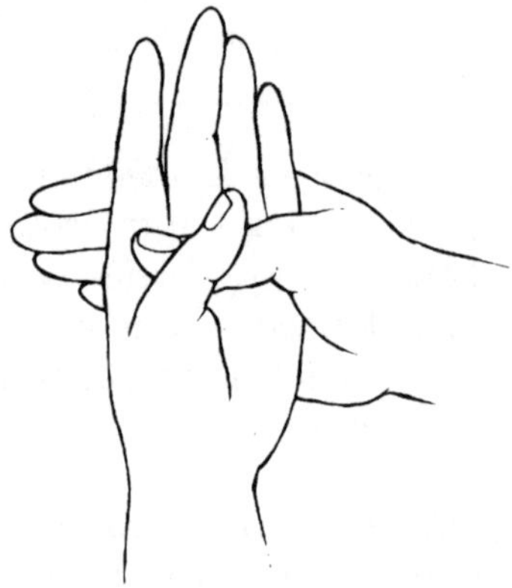

Les mains sont en croix devant la poitrine, et les pouces aussi sont croisés dans le creux de la main.

Ce geste s'appelle aussi «mudra pour une pensée plus pénétrante». Même lorsqu'on suit un chemin spirituel, le monde nous confronte toujours de nouveau à ses défis et ce n'est qu'en y travaillant que l'on avance ; c'est la seule façon d'accomplir la mission de notre vie. Dans cette perspective, le mudra Naga peut être utilisé pour la résolution de nos problèmes quotidiens. Des réponses peuvent aussi nous venir à des questions sur des décisions à prendre, sur le sens d'une affaire, sur l'avenir ou sur le chemin spirituel. Si nous devons savoir quelque chose, nous l'apprendrons au bon moment. Mais nous devons poser la question et entendre la réponse.

Un feu flamboyant est un élément très puissant. Il réchauffe, anime et active. C'est pourquoi des visualisations de feux mettent toujours quelque chose en mouvement, créent des forces et font du bien en supprimant des tensions. Si nous déployons ce feu en pensée dans le bas du bassin, il ne nous donne pas seulement de la force mais aussi de la lumière que nous portons avec nous comme un flambeau et qui nous montre le chemin.

Avec votre pouvoir d'imagination, développez un feu dans le bas du bassin. Laissez les flammes s'élever bien haut sur *l'inspiration* pour que vous rencontriez le monde d'un cœur ardent ; laissez les flammes monter encore plus haut, pour une pensée claire et lucide. Vos respirations sont tout d'abord profondes et puissantes et deviennent avec le temps lentes, légères et fluides. Chaque inspiration vous redresse extérieurement et intérieurement, comme si vous étiez tiré vers le haut. Sur *l'expiration*, restez fermement dans votre nouvelle grandeur tout en relâchant intérieurement toute tension. Restez encore un moment silencieux. Puis, posez votre question et avec toute votre attention, essayez de capter intérieurement la réponse.

Affirmation positive : toutes mes pensées sont dirigées vers le divin et j'accepte avec gratitude sa coopération, ses sages conseils et son action.

52. Mudra Pushpaputa

(une main pleine
de fleurs)

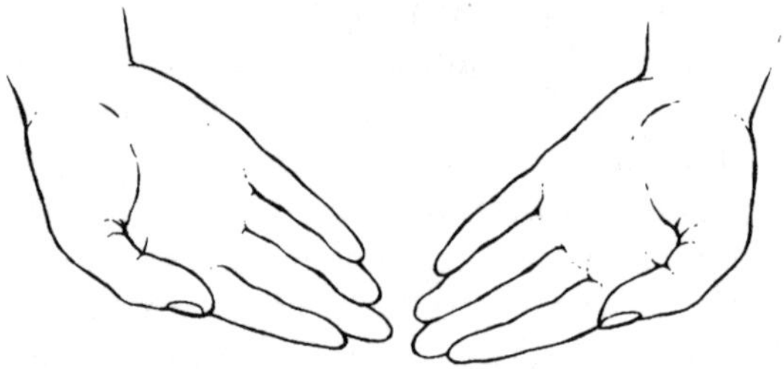

Les mains reposent comme des coupes vides sur les cuisses. Les doigts sont étendus souplement les uns contre les autres et les pouces contre le bord extérieur des index.

Il s'agit ici d'ouverture et d'acceptation. Quelle richesse la vie et l'univers mettent-ils à notre disposition ? Combien de fois ne le voyons-nous pas, passons-nous à côté sans y prêter attention ou y sommes-nous fermés extérieurement et intérieurement ?

Combien de fois ne percevons-nous pas les doux clins d'œil de l'univers et avons-nous besoin, au lieu de cela, de violents coups du sort pour revenir sur le bon chemin. Nous pouvons faire l'économie de tout cela si nous restons ouverts. La raison pour laquelle nous nous refermons est l'indifférence mais aussi la peur. Or le mal ne peut pas nous pénétrer et nous nuire si nous nous efforçons d'obtenir un cœur pur – cela est une loi cosmique. Nous ne pouvons qu'attirer ce qui nous correspond intérieurement. C'est pourquoi l'hygiène de l'âme et de l'esprit est si importante. Il est difficile d'éviter que des sentiments négatifs remontent de temps en temps en nous, mais nous pouvons à tout moment y travailler et les transformer. Cela fait partie de notre processus de maturation.

Le mudra Pushpaputa exprime cette état d'ouverture. Ce n'est qu'avec des mains ouvertes que nous pouvons enrichir le monde extérieur et ce n'est que si nous avons un esprit et une âme ouverts que la conscience cosmique peut déverser en nous ses cadeaux.

Les deux mains sont comme des fleurs ouvertes. Imaginez une autre fleur sur votre tête. Pendant *l'inspiration*, des rayons d'or vous parviennent du cosmos. Ils représentent l'amour, la chaleur, la joie et la paix, et affluent à l'intérieur de vous par les fleurs que vous avez ouvertes. Vous vous laissez remplir de ces rayons (retenir un moment le souffle) et sur *l'expiration*, rayonnez ces richesses sur le monde, à travers votre cœur.

Affirmation positive : je m'ouvre à la joie divine (ou à la force guérisseuse, à la lumière, à l'amour, etc.), je m'en remplis et la rayonne dans le monde à travers mon cœur.

Libère-toi de tes peurs, repose-toi sur
tes aides intérieures, fais confiance à la vie, et elle
te le rendra. Tu es capable de plus que tu ne le penses.
Edouard Waldo Emerson

Les mudras du hatha-yoga

Nous trouvons les premières descriptions des mudras du hatha-yoga dans la hatha-yoga-Pradipika (pradipika signifie textuellement : petite lampe du yoga) et dans la Gheranda-Samita (recueil des enseignements du sage Gheranda). Le premier de ces deux écrits traite de 10 mudras et le second de 15 autres, soit au total 25 mudras. D'après ces textes, l'effet des mudras va de la guérison des troubles quotidiens à la détermination du jour de sa propre mort en passant par le retour à la fraîcheur de la jeunesse. Mais beaucoup de maîtres de yoga estiment que ces promesses ne sont pas à prendre à la lettre et qu'elles représentent pour le non initié une explication apparente dont la profondeur n'est révélée qu'au disciple sérieux qui s'est placé sous la conduite d'un instructeur. Les mudras classiques servent essentiellement à éveiller la kundalini pour accéder à des états de conscience élargis et à l'illumination. Comme de telles pratiques sont des plus périlleuses, on peut seulement les apprendre auprès d'un maître expérimenté. La manière dont je mets en œuvre ces mudras dans la vie quotidienne et dont je les présente ici permet de les utiliser en premier lieu pour la santé du corps, de l'esprit et de l'âme. C'est pour moi une raison suffisante de les pratiquer.

Swami Satyananda Sarasvati, un maître de yoga indien reconnu, est le premier à les avoir décrits d'une manière qui les met à la portée des simples mortels que nous sommes. Il conseille en outre de pratiquer les mudras en lien avec les postures (asanas) et les exercices de respiration (pranayamas).

Ainsi, l'effet du travail sur le corps et la respiration s'en trouve notablement renforcé. Les mudras sont également selon lui une préparation idéale à la méditation. A son avis, d'autres pratiques s'ajoutent aujourd'hui à celle-ci, comme le yoga de l'énergie et le yoga de la kundalini.

Je commencerai par vous présenter les mudras qui peuvent être pratiqués en posture de méditation, puis je donnerai des séquences d'exercices utilisant les mudras.

Exercices en posture de méditation

Mudra Jnana et mudra Chin

(geste du savoir et geste de la sagesse)

C'est le seul mudra du hatha-yoga qui soit pratiqué avec les mains. Vous le trouverez p. 16. Asseyez-vous en posture de méditation et tenez ce mudra comme décrit.

Mudra Bhuchari

(Le regard dans le vide)

- Se mettre en posture de méditation devant un mur blanc (en regardant le mur).
- Poser le pouce de la main droite entre le nez et la lèvre supérieure.
- Fixer le petit doigt du regard.
- Après un court moment, baisser la main et continuer à regarder l'endroit où se trouvait auparavant le petit doigt.
- Se concentrer aussi longtemps que possible sur ce point sans penser à rien d'autre.

Effet : stimule la mémoire et la concentration, apaise l'esprit.

Mudra Shambavi
(Regard dirigé vers le haut, entre les sourcils)

- Se mettre en posture de méditation et former avec les mains le mudra Jnana ou Chin. (voir p. 16).
- Diriger le regard vers l'intérieur et vers le haut, comme si vous vouliez voir le milieu du front.
- Apaiser les pensées, autant que possible ne penser à rien ou observer sa respiration.
- Mettre fin au mudra dès que les yeux se fatiguent.

Effet : j'ai rencontré ce mudra avec la technique de l'entraînement mental[17]. C'est une technique testée et reconnue pour être très apaisante car elle réduit l'état de stress. Ce mudra permettrait de transcender le mental et d'entrer dans la sphère de la plus haute conscience.

Mudra Agochari
(Regard sur la pointe du nez)

- Se mettre en posture de méditation en formant avec les mains le mudra Jnana ou Chin (voir p. 16).
- Diriger le regard sur la pointe du nez.
- Mettre fin au mudra dès que les yeux se fatiguent.

Effet : ce mudra favorise la concentration, apaise le système nerveux et stimule le chakra racine.

Mudra Akashi
(La conscience de l'espace intérieur – langue contre le palais)

- Se mettre en posture de méditation.
- Poser le pouce de chaque main sur l'extrémité du médium de la même main.
- Relever un peu le menton et lever les yeux en les dirigeant vers le milieu du front (mudra Shambavi).

- Rouler la langue en arrière et poser la pointe de la langue contre le palais.
- Observer les 4 phases de la respiration (inspiration, pause prolongée, expiration, pause prolongée).

Effet : j'ai aussi rencontré ce mudra avec des techniques mentales occidentales. Il nous conduit en peu de temps dans une transe légère, stimule l'activité cérébrale, apaise les émotions et donne un équilibre intérieur. La position de la langue influence positivement le système lymphatique qui détermine nos sentiments et nos humeurs. Il permet également la coordination des deux hémisphères cérébraux. La langue en contact avec le palais active d'importants méridiens, car cette position provoque une obturation du circuit de l'énergie, ce qui permet aux méridiens de se recharger encore davantage. Cela vaut la peine de pratiquer ce mudra chaque jour pendant quelques minutes sur une période de plusieurs semaines.

Mudra Bhujangani

(Respiration du serpent)

- Se mettre en posture de méditation et donner aux mains la position du mudra n°8.
- Avaler l'air comme si l'on buvait de l'eau par petites gorgées et le diriger vers le ventre.
- Bomber le ventre qui reste détendu et conserver l'air pendant quelques instants dans cette région.
- Laisser sortir l'air en éructant.
- Il suffit de répéter cet exercice 3 à 5 fois de suite.

Effet : ce mudra fortifie le ventre, élimine les gaz, exerce un effet purificateur dans le tube digestif et fait disparaître les problèmes d'estomac.

Mudra Kaki

(Bec de corbeau)

- Se mettre en posture de méditation.
- Former les lèvres de manière à dessiner un «O».
- Diriger le regard sur la pointe du nez.
- Respirer lentement et profondément à travers la bouche.
- Fermer à présent la bouche et retenir le souffle pendant environ 10 secondes.
- Respirer très lentement par le nez.
- Répéter 10 à 30 fois.

Effet : Le mudra Kaki purifie la bouche, le palais et toute la partie supérieure du système digestif depuis l'estomac jusque loin dans l'intestin et procure de ce fait une peau très propre. Il exerce aussi un effet apaisant sur le système neurovégétatif. Il améliore la sensibilité gustative pour les saveurs sucrées, salées, acides et amères. Et pour finir, il stimule la sécrétion de la salive et exerce un effet de refroidissement.

Mudra Yoni

(Sceau de la source intérieure)

- Se mettre en posture de méditation et respirer lentement, profondément, en rythme.
- Retenir son souffle et fermer les oreilles avec les pouces, les yeux avec les index et les narines avec les médiums. Poser les annulaires au-dessus et les petits doigts au-dessous des lèvres pour clore la bouche.
- Ecarter les médiums du nez et expirer lentement. Les autres doigts restent en place.
- Inspirer puis reboucher les narines.
- Retenir le souffle et sentir le silence.
- Ecarter de nouveau les médiums et expirer...

Répéter plusieurs fois.

Effet : un silence merveilleux s'installe. Tous les organes des sens sont sensibilisés. Permet de se couper rapidement et de manière ciblée des influences extérieures.

Mudra Shanti

(Le mudra de la paix)

- Se mettre en posture de méditation, fermer les yeux et poser les mains sur les genoux.
- Expirer complètement, se concentrer sur le chakra racine (voir Annexe D) et exécuter le bandha Mula (voir p. 193).
- Retenir son souffle quelques instants.
- Relâcher le Mula-Bandha sur l'inspiration. Quand le ventre se bombe légèrement, porter les mains sur l'estomac (plexus solaire), le sternum (chakra du cœur), la gorge (chakra de la gorge) et le front (chakra du front).
- Etendre les bras en les écartant bien, et se concentrer sur le chakra couronne.
- Expirer lentement, reposer les mains sur les genoux et se concentrer sur le chakra racine.
- Pendant quelques respirations, entrer de nouveau dans le silence et diriger la concentration sur le plexus solaire.
- Répéter plusieurs fois.

Effet : rend la respiration plus profonde. Un sentiment de paix peut s'installer. Ce mudra déploie aussi l'énergie vitale dans le chakra racine, la répartit dans tout le corps et aide ainsi à acquérir de la force intérieure, un pouvoir d'attraction personnel et la santé – nous dit Swami Satyananda Sarasvati. Un autre effet spirituel, très beau, peut être obtenu à l'aide de ce mudra, si vous vous représentez la force montant de votre chakra racine comme une énergie de paix qui remplit votre corps, votre âme et votre esprit et que vous l'envoyez dans le monde en écartant les bras. Ce mudra devient alors un geste de bénédiction.

Maha Bandha

Les bandhas (ou exercices d'obturation) sont également classés parmi les mudras dans le yoga classique.

- Se mettre en posture de méditation.
  Expirer soigneusement. Pendant ce temps, presser les mains sur les cuisses et tendre la musculature tout autour du périnée en contractant à la fois le sphincter de la vessie et celui de l'anus, comme si vous vouliez retenir vos selles et vos urines (Bandha Mula).
- Rentrer le ventre (Bandha Uddiyana).
- Appuyer le menton contre le larynx (Bandha Jalandhara).
- Après quelques secondes, relâcher toute tension, relever le menton et inspirer profondément.
- Répéter plusieurs fois.

Effet : Le bandha Maha peut être utilisé en cas d'insuffisance de la vessie, d'hémorroïdes, de constipation, d'affaissement d'organes, de faiblesse digestive, de respiration trop légère ou de tensions à la nuque. Il exerce un effet préventif sur ces troubles et ces maladies. La contraction des bandhas, active aussi l'énergie du cerveau. Je pratique généralement le bandha Maha avant de méditer, ce qui me permet d'aller plus vite en profondeur. Attention ! Ce bandha peut conduire à une légère transe – ce qui d'ailleurs est parfois très agréable.

Séquences d'exercices avec les mudras

Comme nous l'avons déjà évoqué, le hatha-yoga appelle aussi mudras certaines postures. Je les ai combinées avec d'autres exercices de yoga pour constituer une séquence judicieusement choisie pour ses effets bienfaisants. Je vous l'offre en supplément. A vous de vous en servir selon vos besoins. Si vous le pratiquez, prononcez lentement l'affirmation indiquée à la fin de l'exercice après ou pendant celui-ci, au rythme de la respiration, 1 à 3 fois.

Vous pouvez considérer que cette série d'exercices constitue une préparation à la méditation mais elle se pratique aussi bien après une méditation. Elle est particulièrement bienfaisante si vous avez un peu abusé de la position assise. Mais elle peut aussi constituer votre rituel de yoga du matin ou du soir, indépendamment de la méditation. Comme l'effet produit dépend en grande partie des pensées et des sentiments qui viennent pendant l'exercice, j'ai complété chaque exercice par une affirmation positive.

Exercice d'assouplissement et de réchauffement

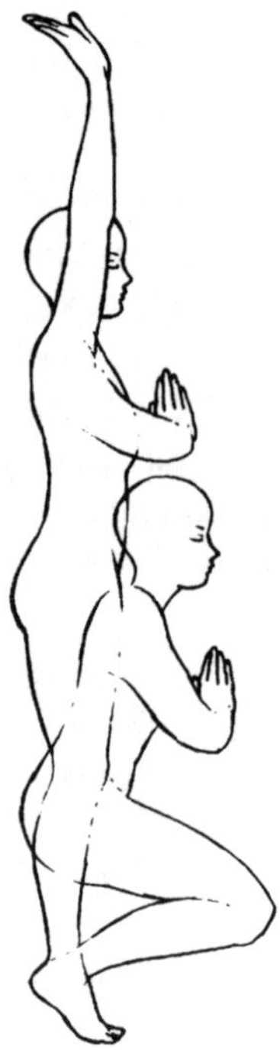

- Les mains forment le mudra Atmanjali (n° 42).
- Rester immobile pendant quelques respirations et se recueillir au centre du cœur.
- Inspiration : étirer les bras vers le haut.
- Expiration : ramener les mains sur la poitrine, plier les genoux et s'accroupir.
- Inspiration : se relever, bras vers le haut.
- Expirer.
- Répéter plusieurs fois.

«Je m'unis aux forces du ciel et de la terre.»

Effet : apaise, permet le recueillement de l'esprit et échauffe le corps.

Le message de Shiva

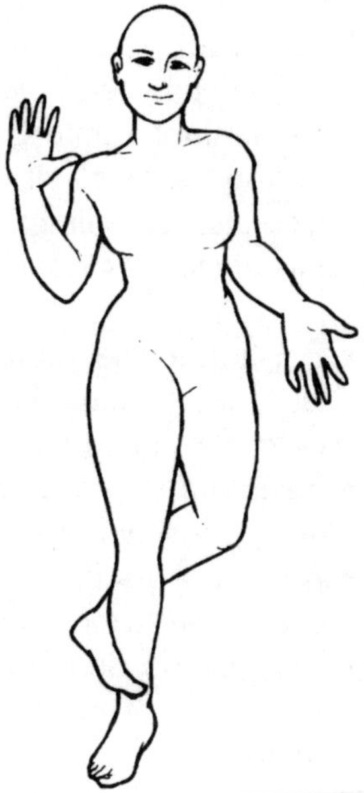

- Se tenir debout sur la jambe droite, la jambe gauche étant fléchie.
- La main droite effectue le geste de protection contre la peur (mudra n° 46) et la gauche le geste de miséricorde (mudra n° 47).
- Rester dans cette position pendant 10 respirations.
- Intervertir la position des jambes et rester encore 10 fois dans cette nouvelle position.

«Je me sens protégé et soutenu par les forces célestes et témoigne ma bienveillance et ma miséricorde à tout être vivant.»

Effet : renforcement de la stabilité et de l'assurance. Donne le courage de montrer la bonté du cœur.

Mudra Yoga

(sceau de l'unité)

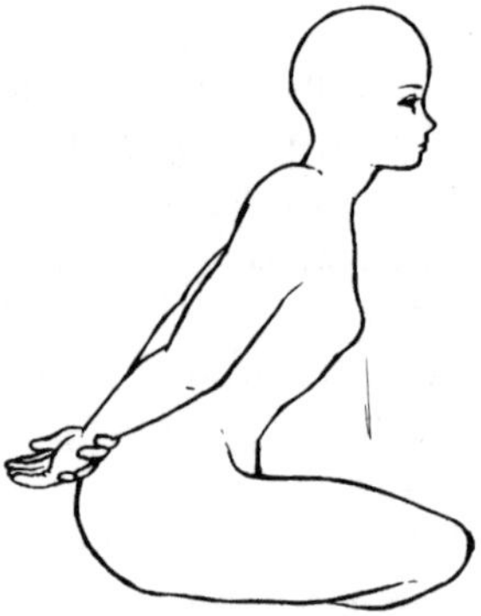

Pour que vous puissiez vous pencher loin en avant tout en vous sentant confortable dans la position assise, il peut être nécessaire de glisser un coussin épais et stable sous les fesses.

- Position assise, jambes croisées, les mains dans le dos, l'une entourant l'autre.
- Inspiration : la conscience va du chakra racine au chakra du front.
- Retenir le souffle : rester concentré quelques secondes sur le chakra du front.
- Expiration : se pencher vers l'avant et diriger de nouveau la conscience vers le bas, du chakra du front vers le chakra racine.
- Retenir le souffle et rester concentré pendant quelques secondes sur le chakra racine.
- Inspiration : se redresser et amener la conscience du chakra racine au chakra du front.
- Expirer.
- Répéter 6 fois jusqu'à ce que le mouvement devienne fluide.
- Croiser les jambes dans l'autre sens, entourer l'autre main et répéter encore 6 fois le tout.

«Plein de gratitude et de louange, je suis prêt à recevoir ce que l'univers tient à ma disposition».

Effet : ce mudra «masse» les organes du bas-ventre qui sont le siège d'innombrables maux, tels que les problèmes de digestion, la constipation, les troubles des règles et de la vessie. Les vertèbres sont détachées les unes des autres de sorte que les nerfs de la moelle épinière sont doucement étirés et stimulés. Ces nerfs relient le corps entier au cerveau ; leur revitalisation se répercute donc sur l'état de santé général. Le plexus solaire, considéré comme l'une des sources d'énergie les plus importantes, est tout particulièrement stimulé. Le mudra Yoga aide aussi à se libérer de colères et de tensions accumulées et apporte toujours le calme et la paix. Il rend les nadis, c'est-à-dire les canaux subtils, transparents, de sorte que la force primordiale peut remonter du chakra racine jusqu'en haut du corps.

Torsion en posture de méditation

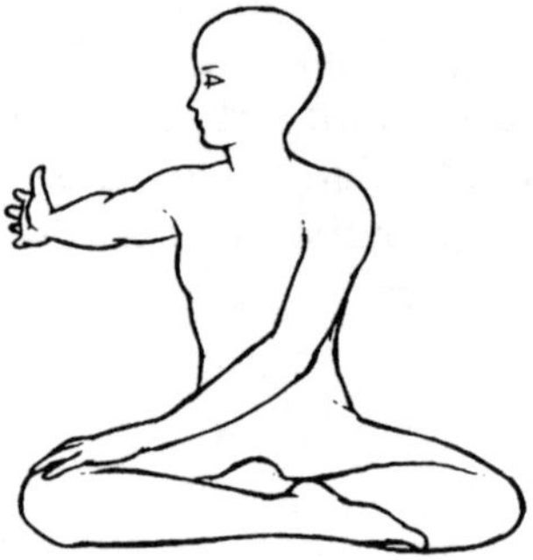

- Poser la main gauche sur le genou droit et tendre la main droite vers l'arrière.
- Inspirer en se tournant vers la droite.
- Pousser l'épaule droite loin en arrière et regarder par dessus l'épaule.
- Conserver la torsion pendant 15 respirations.
- Expirer en revenant au milieu.
- Lever les bras, s'étirer vigoureusement et tourner le buste dans l'autre direction. L'étirement final vers le haut est très important.
- Intervertir la position des jambes, faire encore une torsion de chaque côté et s'étirer chaque fois au milieu vers le haut.

«Mon chemin conduit en spirale vers le but divin où règnent la joie et la paix».

Effet : masse les ganglions nerveux et les organes, renforce le système nerveux, le foie, la rate, le pancréas et la vésicule biliaire, stimule le métabolisme dans les vertèbres et étire et presse les ligaments et les muscles le long de la colonne vertébrale.

Extension latérale

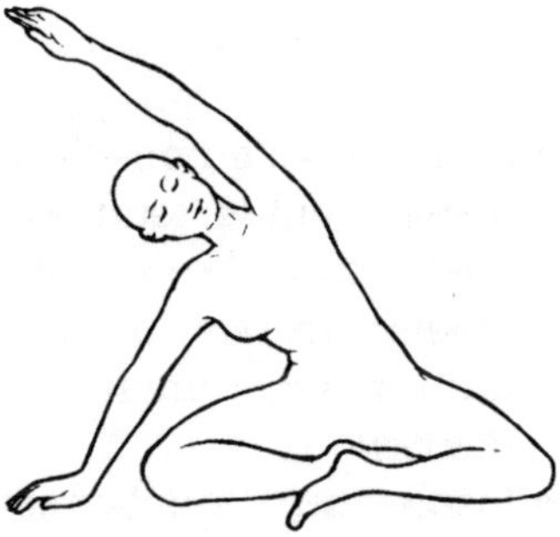

- Se mettre en posture de méditation.
- Les deux mains sont posées sur le côté.
- Inspiration : lever le bras droit et s'étirer vigoureusement vers le haut.
- Retenir le souffle : tirer le bras vers la gauche.
- Expiration : abaisser le bras latéralement et prendre de nouveau appui sur la main.
- Répéter 6 fois, puis exercer l'autre côté.
- Intervertir la position des jambes et se pencher encore une fois de chaque côté ;

«Je m'ouvre au beau et au bien et à tout ce dont j'ai besoin pour mon voyage spirituel.»

Effet : renforce l'effet de l'exercice précédent.

Mudra Tadagi

(Sceau de l'étang)

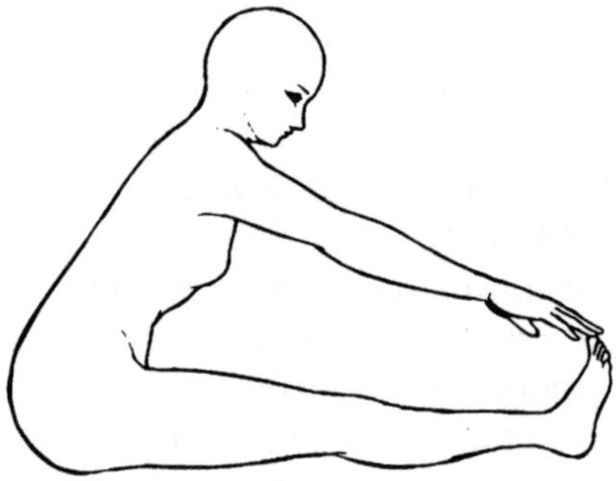

- Prendre une position assise, jambes tendues, buste droit. Poser les doigts sur les orteils, rentrer légèrement le menton.
- Inspiration : bomber le ventre autant que possible.
- Retenir son souffle pendant quelques secondes et se concentrer sur le plexus solaire, puis expirer lentement en détendant tout le corps.
- Inspirer-expirer encore une fois dans la détente et répéter encore 10 fois tout le processus.

«Avec mon flambeau ardent, j'affronte les défis de la vie».

Effet : excellent exercice pour tous les organes, en particulier l'estomac, le poumon et l'intestin.

Mudra Maha

(Grand sceau)

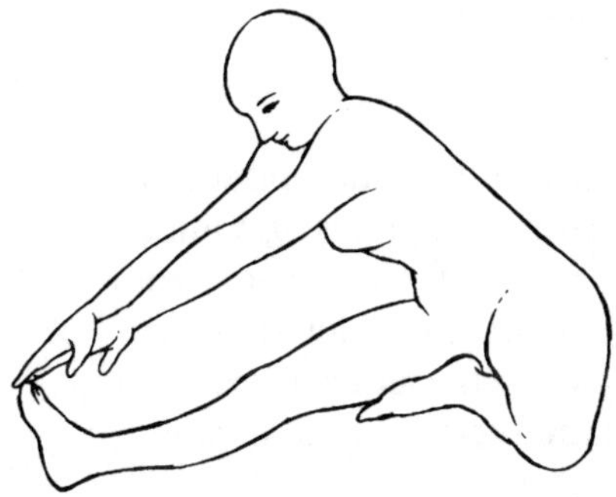

- Position assise, jambes écartées, l'une étant tendue. Placer le pied gauche contre la cuisse droite et poser les doigts sur les orteils ou la jambe. Rentrer fortement le menton et garder le dos droit (ne pas l'arrondir).
- Exécuter 3 fois le bandha Maha (voir p. 193).
- Rester encore pendant 20 respirations dans cette position.
- Plier ensuite la jambe, l'entourer des bras et se détendre. Poser le front sur le genou et se reposer ainsi pendant 10 respirations.
- Se redresser, changer la position des jambes et exercer l'autre côté.

«Mes forces intérieures se déploient et m'emplissent.»

Effet : ce mudra permet de nouveau une circulation fluide dans les canaux énergétiques les plus importants et stimule les organes du ventre et du bassin.

Pascimottanasana

(Pince)

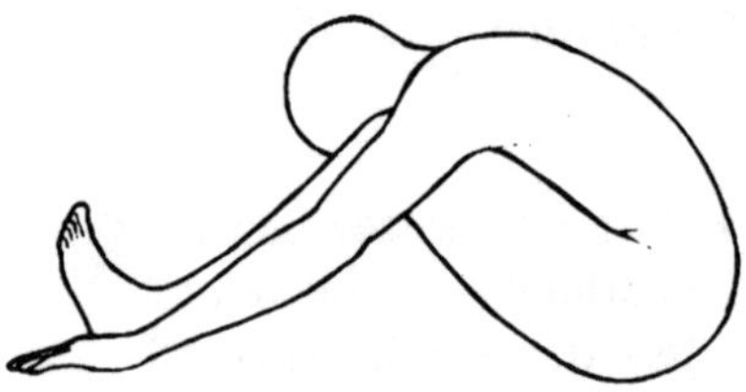

Rester très détendu pendant quelques respirations en étant penché vers l'avant. Le haut du corps est porté par les jambes, et la tête pend sans tension.

«Je me sens merveilleusement porté par de bonnes puissances.»

Effet : active l'irrigation sanguine du bassin. On est reposé, centré, détendu. C'est la posture du recueillement.

Ardha Chakrasana

(Le pont)

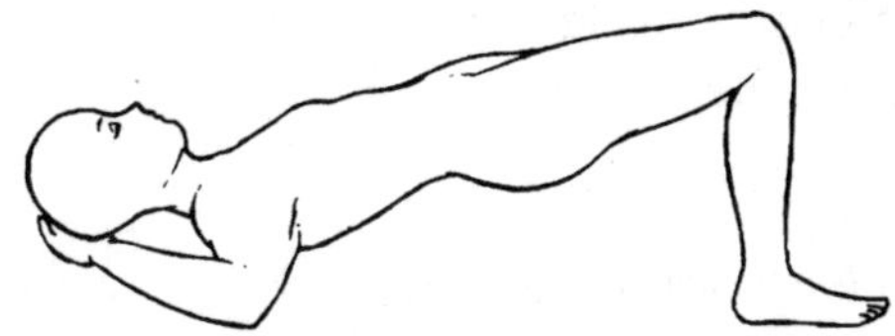

- Couché sur le dos, écarter les jambes de la largeur des hanches et les dresser verticalement.
- Inspiration : soulever les fesses et le dos.
- Retenir la respiration : contracter fortement le sphincter de l'anus ainsi que les muscles du bassin (mudra Ashvini).
- Expirer et relâcher les muscles contractés.
- Répéter plusieurs fois puis baisser de nouveau le dos sur l'expiration.

«Le pont de mon cœur mène du temps à l'éternité.»

Effet : fortifie et affermit les muscles extérieurs et intérieurs dans la région de l'anus et du bas du bassin. Prévient un relâchement des sphincters extérieurs de l'anus dont souffrent beaucoup de personnes âgées.

Mudra Pashini

(Sceau noué – forme simplifiée)

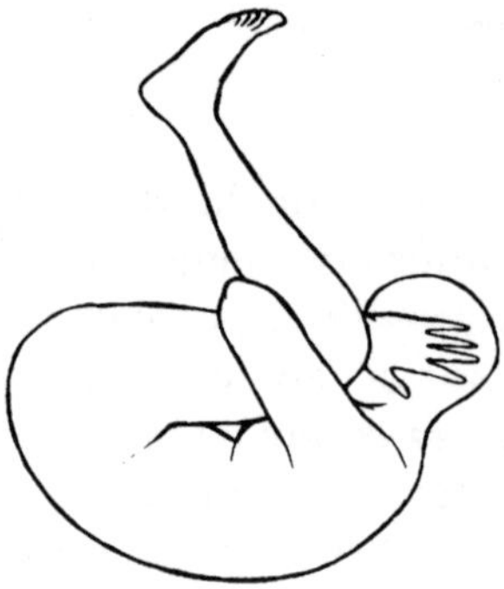

- Remonter les genoux contre la poitrine, passer les bras dans le creux des genoux et poser les paumes des mains contre les oreilles.
- Tenir la posture pendant 10 respirations (a) puis rester encore quelques secondes en position de foetus (b).

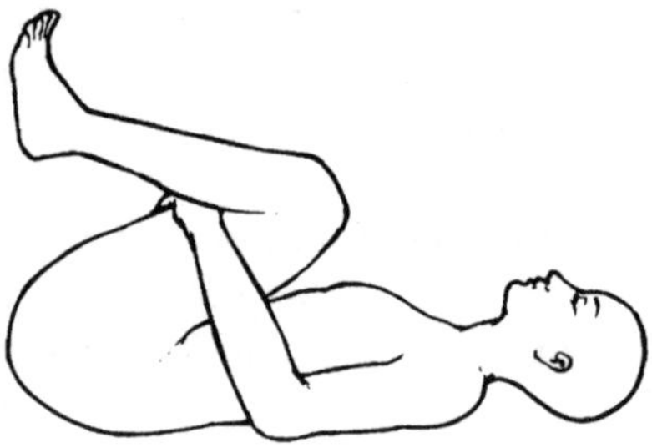

«Le calme et la paix me remplissent tout entier.»

Effet : calme les nerfs et régule la thyroïde.

Mudra Viparita Karani

(Demi-chandelle)

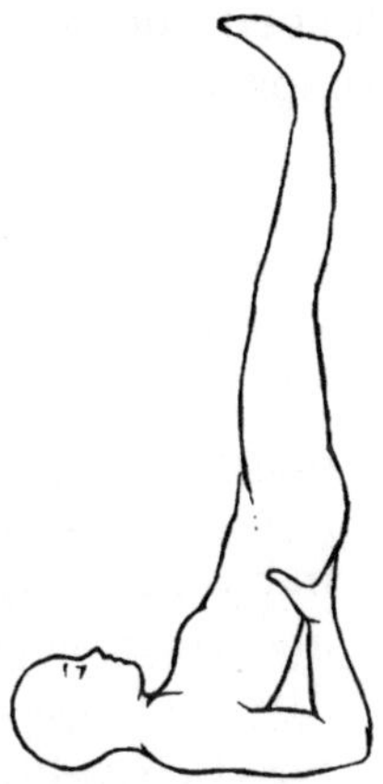

- Position couchée sur le dos, les pieds écartés de la largeur des hanches.
- Inspiration : ramener les genoux sur la poitrine, tendre les jambes à la verticale, et soutenir le bassin à l'aide des mains.
- Pendant la première respiration, se concentrer sur le chakra du plexus solaire, pendant le deuxième sur le chakra du cœur et pendant la troisième sur le chakra de la gorge ; pendant la quatrième respiration, revenir au chakra du plexus solaire, etc.
- Tenir la posture pendant 12 à 36 respirations.
- Expiration : plier les genoux, les ramener sur le front puis reposer délicatement et progressivement le dos sur le sol.

«Au fond de moi réside ce qu'il y a de plus élevé.»

Effet : améliore l'irrigation sanguine dans tout le corps et exerce une action purificatrice sur les poumons, la vessie et les intestins.

Mudra Kartari

(Position de repos)

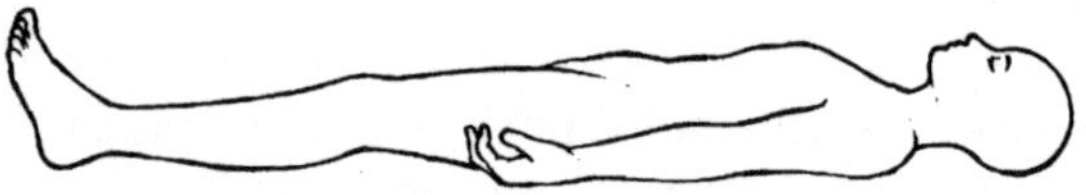

- Position couché sur le dos. Les mains reposent le long du corps ou sur le ventre, la main droite sur la main gauche.
- Inspirer profondément et bomber le ventre. Dès que le ventre est plein, glisser avec les mains sur les côtes et élargir cette partie. Quand les côtes sont écartées au maximum, glisser avec la main sur la clavicule et soulever légèrement la partie située au-dessus de la poitrine.
- Expirer lentement et répéter plusieurs fois le processus.

A chaque expiration, faites-vous de plus en plus lourd. Confiez votre poids au sol qui vous porte. Sur l'inspiration, laissez-vous remplir de légèreté et de lumière – et sur l'expiration, abandonnez toute lourdeur et toute obscurité – à la fin, vous êtes plein de lumière, de liberté, de paix et de joie.

Effet : améliore la respiration et la rend plus profonde. Régénère le système neurovégétatif (activité des organes) et détend tout le corps.

Derrière chaque question sombre et difficile de ta vie
se cache un peu de la sagesse divine.
Et derrière les questions les plus sombres et les plus profondes se
cache une lumière nouvelle, merveilleuse.
Otto Stockmayer

Comment créer un mudra personnel

Une fois que vous aurez étudié ce livre et que vous aurez travaillé à fond avec les énergies des mains, vous pourrez aussi créer vos propres mudras.

- Pour développer un mudra, il faut un état d'esprit juste et beaucoup de respect.
- Vous étudiez les qualités des différents doigts et choisissez la position correspondante.
- Par une formulation positive, vous énoncez le résultat ou le but que vous voulez atteindre avec le mudra. Parlez au présent.
- Enoncez la phrase au moins 3 fois lentement et à voix haute, au rythme de la respiration.
- Représentez-vous très précisément le résultat ou le but à atteindre.
- Essayez dès maintenant de sentir comment vous serez quand le résultat aura été atteint.
- Confiez le mudra à la protection des forces divines, d'un saint ou d'un ange que vous vénérez tout particulièrement.
- Souhaitez le résultat de tout cœur mais restez néanmoins patient et calme.

L'esprit qui a l'habitude de tirer ses joies de sa propre substance est heureux.
Démocrite

Quand un mudra est sans effet

Dans ce livre, il a beaucoup été question de guérison, du corps mais aussi de l'esprit et de l'âme. Mais que dire si rien ne se produit ?

Cela peut tenir à différentes raisons. Peut-être étiez-vous impatient. Vous savez maintenant que dans le cas de maladies chroniques, qui sommeillent déjà depuis beaucoup d'années dans votre corps avant qu'elles ne se déclarent, le mudra doit être pratiqué journellement pendant plusieurs semaines ou mois avant que l'effet ne se fasse sentir. Il se peut aussi que nos pensées, nos sentiments et nos humeurs ne nous permettent pas de guérir. La santé est aussi synonyme de paix intérieure et nous ne pouvons l'atteindre que si nous vivons en paix avec notre environnement. Il est également possible que nous vivions en guerre avec nos forces intérieures. Nous pouvons alors, avec amour, travailler à défaire tout ce qui est destructeur en nous et à le transformer.

Il n'est jamais trop tard
pour se créer son destin.
Maria Herbert

Annexe A : Alimentation

Les spécialistes des mudras, tels que Keshav Dev et Kim da Silva, conseillent de veiller à l'alimentation lorsqu'on pratique les mudras. Les yogis d'autrefois le savaient aussi. La perméabilité que nous pouvons offrir aux liquides du corps (sang, lymphe) ainsi qu'aux énergies grossières et subtiles dépend dans une grande mesure du degré d'encrassement du corps ; et cet encrassement est en premier lieu dû à ce que nous mangeons. Un petit exemple : un jour, brusquement, l'une de mes connaissances, qui depuis des années doit prendre des médicaments contre l'hypertension (un encrassement des veines et des artères peut être une cause d'hypertension) ne supporte plus ces médicaments. Ne tenant pas compte des doutes du médecin, cette personne les réduit au minimum et se sent beaucoup mieux. La tension reste normale. Comment cela a-t-il pu se produire ? Sa femme avait tout simplement changé son alimentation, et au bout de quelques mois, son corps réagit positivement parce que l'encrassement des vaisseaux sanguins avait diminué.

Je me suis beaucoup penchée sur l'alimentation, il y a quelques années. Quand je m'occupais encore de personnes âgées, je me faisais un plaisir de les observer m'ouvrir la porte et de deviner ce que j'allais découvrir dans leur cuisine. Je me trompais rarement. Si je mangeais de nouveau «comme il faut», l'asthme et les allergies seraient de retour en un rien de temps. Or depuis 1985, depuis une cure de citron de 9 jours, mes allergies ont disparu et ne sont jamais revenues.

Voici ce que je mange actuellement :

Au lever, je prends un verre d'eau.

Petit déjeuner : thé vert ou tisane, pain complet au beurre ou au fromage blanc, graines germées et fromage.

Déjeuner : beaucoup de salade ou de légumes cuits à l'étouffée, de légumineuses et de céréales, ou de pommes de terre.

Dîner : aussi peu que possible, p. ex. une soupe, du pain, du fromage, un muesli à la banane.

Entre-temps : le matin, beaucoup d'eau, du thé ou de la tisane, et des fruits, l'après-midi une tasse de café avec un petit morceau de chocolat ou quelques biscuits.

Je ne mange de la viande ou du poisson que de temps en temps le week-end. Un excès de viande gêne ma respiration et me rend agressive. Mais surtout, j'aime les animaux, et c'est pourquoi je n'ai pas envie de les manger. J'ai aussi rayé de mes menus le lait, les tomates, les poivrons et le kiwi, parce qu'ils accroissent la formation de glaires et de mucosités dans les poumons et dans tout le tube digestif.

Une chose est certaine. C'est à vous de déterminer vos menus, en les adaptant toujours aux besoins changeants de votre corps. N'en demandez pas trop à vous-même. Mais usez plutôt de raffinement. J'ai réduit ma consommation de viande (mon père était boucher, et pour cette raison la viande était chez nous l'essentiel), en me demandant chaque jour : «Faut-il que ce soit de la viande, ou pourrais-je aussi satisfaire à mes besoins et à mes envies en mangeant végétarien ?» Quand j'avais envie de viande, j'en dégustai. Mais je m'apercevais de plus en plus que je pouvais tout aussi bien me nourrir d'autre chose. Avec le temps, j'a réduit ma consommation de viande à un minimum. Regardez les éléphants, puissants et intelligents. Ce sont des végétariens.

Une petite ruse m'a aussi permis de réduire ma consommation de thé noir (la seule drogue que j'aie jamais prise). Je le mélangeai à du thé vert en augmentant constamment la proportion de celui-ci – jusqu'à ce que j'aie pu me passer de thé noir. Ma conseillère en plantes, Lisbeth Steudler, ne jurait que par le thé vert, car il peut comme aucun autre être vraiment bu à tout moment. Il désencrasse, fait du bien au reins, aux voies urinaires, et à la vessie et agit préventivement contre le cancer. Une petite indication : il convient de le plonger non pas dans de l'eau bouillonnante mais dans une eau légèrement refroidie.

On peut aussi recommander le mélange de thé des quatre saisons, composé d'après la doctrine chinoise des cinq éléments. On le trouve dans les boutiques de diététique et les herboristeries. Prendre au printemps un mélange pour le foie et la vésicule biliaire, en été pour le cœur et la circulation, à l'automne pour l'estomac et le pancréas, à la fin de l'automne pour les poumons et le gros intestin et en hiver pour les reins et la vessie. Peut-être les conseils supplémentaires suivants vous seront utiles :

- Pour l'huile, le vinaigre, le sel de mer, les céréales complètes, les produits laitiers, n'acheter que de l'excellente qualité et si possible des légumes biologiques.
- Mangez beaucoup de fruits le matin et buvez beaucoup.
- A midi, mangez essentiellement de la salade et une nourriture riche en protéines.
- Le soir, mangez aussi peu que possible, et principalement des légumes et des céréales.
- Mangez simple, et ne mélangez pas plus de trois ou quatre sortes de légumes.
- Mâchez bien, mangez lentement, dans une bonne atmosphère et prenez-y plaisir.

Avec ces quelques repères, vous pouvez vous constituer une alimentation complète et raisonnable – une alimentation qui ne surcharge pas et n'encrasse pas inutilement votre organisme mais qui le construit et le maintient en bonne santé, qui rafraîchit l'esprit et vous donne des ailes.

Pas de règle, pas d'exception ! Si vous n'avez aucun trouble, vous irez volontiers aussi manger à l'extérieur de temps à autre. N'hésitez pas et prenez votre plaisir !

La contemplation continuelle du beau et du grand (mais aussi du petit) doit rendre notre esprit aimant et heureux.
Jacob Burckhardt

Annexe B : Contre chaque mal, une plante a poussé

Pour ma sélection de plantes, j'ai travaillé avec une herboriste expérimentée, Lisbeth Steudler de Köniz, près de Bern. Nous avons veillé à ne choisir que des plantes qui poussent dans nos régions et que l'on trouve sans difficulté en herboristerie. N'achetez que de la première qualité, même si cela coûte beaucoup plus cher. Aujourd'hui, il est possible de mesurer avec des appareils spéciaux les quantités de substances guérisseuses qui subsistent dans une herbe séchée. Le mode de culture, d'entretien, de récolte, de séchage et d'entreposage jouent un rôle important. Pour obtenir une qualité optimale, il faut beaucoup de connaissances et de soin – et cela se paye.

Si vous buvez beaucoup de tisanes, il faut en changer la nature dès qu'une amélioration s'est fait sentir. Les substances curatives de nombreuses plantes agissent comme des médicaments et peuvent causer des dommages si elles sont consommées en excès. Beaucoup de plantes agissent sur le champ, comme le tilleul qui peut, en quelques minutes, provoquer une transpiration abondante. Pour d'autres espèces, l'effet peut n'intervenir qu'au bout de quelques heures ou journées.

Vous pouvez aussi vous lier à la plante en esprit, en vous penchant sur la nature essentielle de la plante. Il existe aujourd'hui de merveilleux ouvrages sur la question.

Quand, dans une promenade, vous rencontrez des plantes, discutez avec elles de ce que vous recherchez. Offrez-vous à votre prochain anniversaire une loupe pour pouvoir admirer la grande perfection des plantes les plus petites – des mondes entièrement nouveaux s'ouvriront à vous. Si vous êtes malade et que vous ne pouvez pas vous rendre dans la nature, des photos de plantes vous rendront le même service. C'est ainsi que vous entrez en contact avec l'esprit de chaque plante, et c'est cela qui importe. La plupart des plantes agissent en douceur – c'est le contact délicat avec la plante qui guérit et soulage. Elles ne guérissent pas seulement le corps mais aussi l'esprit et l'âme, comme a pu le prouver Edward Bach, le célèbre «père» des fleurs de Bach. Ouvrez-vous à elles, à présent – c'est juste le bon moment.

N. B. : mais n'oubliez pas d'accorder votre attention aux petites plantes «inutiles». Elles sont elles aussi des créatures de la force cosmique et renferment certainement chacune un mystère particulier.

Les vérités les plus simples sont justement celles que l'homme découvre toujours en dernier.
Ludwig Feuerbach

Annexe C : la doctrine chinoise des cinq éléments

Depuis des milliers d'années, déjà, l'énergie joue un rôle important dans la médecine chinoise, que ce soit l'énergie du corps en général ou les énergies de chaque organe en particulier.

Les Chinois d'autrefois avaient remarqué que toutes les énergies n'étaient pas de même qualité. Ils nommèrent ces qualités en fonction des éléments de mêmes propriétés : le Bois, le Feu, la Terre, le Métal et l'Eau. L'homme porte donc par exemple en lui les propriétés du Bois – surtout dans l'énergie, c'est-à-dire dans les méridiens des organes du foie et de la vésicule biliaire, mais aussi dans son penser et son ressentir. Si cette énergie est faible, cela se révèle dans les organes correspondants et bien sûr aussi dans ses pensées et ses humeurs. En pratiquant les mudras ainsi que les méditations et les affirmations positives qui s'y rapportent, on peut exercer une action positive sur l'énergie correspondante ainsi que sur le plan de l'âme et de l'esprit.

Les qualités liées à chacun des cinq éléments sont les suivantes :

Le **Bois** correspond à la croissance, au nouveau recommencement, à la persévérance et à l'activité.
Le **Feu** correspond à l'individualité, à la chaleur, à la générosité.

La **Terre** correspond au centrage, à la digestion, au changement, à la stabilité.

Le **Métal** correspond à la clarté, à la propreté, à la communication.

L'**Eau** correspond à la capacité d'adaptation, à la sensibilité, au calme et à un réservoir d'énergie de vie.

Le tableau suivant vous donne un bref aperçu de la répartition des différentes qualités selon les cinq éléments. Dans la partie inférieure figurent les aspects qui renforcent ou au contraire affaiblissent un élément ou les organes correspondants. Le cas échéant, cela vaut la peine de se demander ce qu'on pourrait encore ajouter à un mudra pour stimuler la guérison. Certains conseils peuvent être très agréables. Rire, chanter, danser davantage ou prendre l'air ne devraient pas être des pratiques trop traumatisantes. Quand avez-vous vu un film drôle ou lu un livre qui fait rire pour la dernière fois ? Depuis quand n'avez-vous pas dansé, ou chanté, ou fêté vraiment ?

	Bois	Feu
Saisons	Printemps	Eté
Directions de l'énergie	vers le haut	dans toutes les directions
Méridiens et organes	foie vésicule biliaire	cœur intestin grêle circulation triple réchauffeur
Organes des sens	yeux	langue
Eléments structurels	tendons cartilage articulaire ongles, cheveux	vaisseaux température du corps
Tendances du goût	acide	amer
Couleur	vert	rouge
Forme	haute cylindrique	triangulaire pointue à arêtes vives
Emotions	bonté contrôle besoin d'agir colère	joie ouverture haine
Ce qui renforce l'élément	le calme – surtout en position couchée la joie, la détente la placidité, des images positives de l'avenir	faire la fête sentiments chaleureux attention portée à sa personne, joie randonnée, jogging danse
Ce qui affaiblit l'élément	trop de travail trop de sexualité trop de voyages trop de nourriture trop d'ennuis	trop peu de mouvement froideur de sentiment solitude trop de concentration mentale sans interruption

Terre	Métal	Eau
Fin de l'été	Automne	Hiver
vers le bas	vers l'intérieur	
rate/ pancréas estomac	poumon gros intestin	reins vessie
bouche	nez	oreilles
muscles	peau	os
sucré	fort	salé
jaune+marron	blanc	bleu/noir
plate carré	ronde	ondulée irrégulière
calme centrage compassion souci	courage sens de l'ordre tristesse animosité	douceur, adaptation satisfaction sentiment de sécurité insatisfaction et peur
chanter foyer harmonieux sécurité et bien-être bien manger avec mesure et dans une atmosphère harmonieuse	beaucoup de mouvement en plein air exercices de respiration avoir assez d'espace et de temps	joie silencieuse activité et repos bien dosés alimentation saine
trop voyager déménagements souci pour les autres trop de sucreries nourriture froide ou crue	manque de temps trop à l'étroit absence de contacts tristesse nourriture créatrice de mucosités	manque de sommeil vie irrégulière peurs stress permanent, bruit trop de lumière débauche

L'amour reste l'échelle d'or
sur laquelle le cœur monte au ciel.
Emmanuel Geibel

Annexe D : quelques mots sur les chakras

Comme il existe maintenant une littérature abondante sur les chakras, je me contenterai de décrire brièvement où ils se situent et ce qu'ils sont.

Nous l'avons déjà dit, l'entité humaine comporte différents niveaux d'énergie, plus ou moins subtils. Le long de la colonne vertébrale se trouvent cinq tourbillons d'énergie qui tournent comme des roues en émettant des nuances de couleur précises. Un autre tourbillon se trouve dans la région du front et encore un autre au sommet du crâne. Ce sont les chakras principaux . (Il en existe d'autres, plus petits). Les cinq chakras qui s'échelonnent le long de la colonne vertébrale sont attribués aux cinq doigts. On peut les comparer à des transformateurs, comme il en existe en électricité. Ils collectent l'énergie qui entre, la transforment et la redistribuent. Ils sont comme des nœuds de communication sur les circuits énergétiques du corps, appelés nadis, et assurent l'arrivée et la redistribution de l'énergie. Par ailleurs, ils transforment les fréquences en sensations compréhensibles par l'homme, c'est-à-dire en pensées et en ressentir. Ils exercent une action régulatrice en cas de déficit énergétique, et veillent à ce que les différentes énergies se trouvent au bon endroit. Ils peuvent aussi être considérés comme les organes du corps énergétique ;

Si la conscience se dirige pendant un moment, et cela de manière répétée, sur un chakra donné, son énergie est activée. Mais cet effet ne doit pas être pris à la légère car un excès d'énergie peut être dommageable. Si vous vous en tenez à mes indications, il ne pourra rien arriver de mal. Si le corps est affaibli les chakras travaillent généralement au ralenti et un peu plus de force ne peut pas nuire.

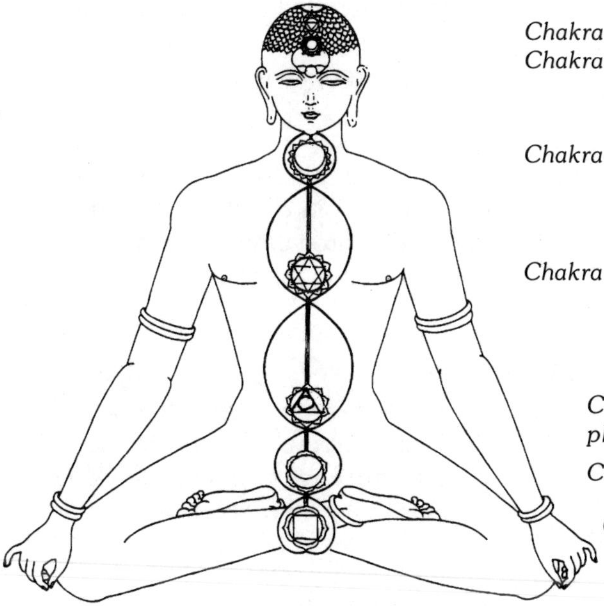

Comme le montre le tableau suivant, des traits de caractère et des talents sont attribués à chaque chakra et par là aussi à chaque doigt (voir p. 49).

Chakra racine (Muladhara)	Vitalité, liaison à la terre, confiance originelle, assurance, bien-être en accord avec les lois de la nature.
Chakra sacré (Swadisthana)	Conservation de l'espèce, sexualité, famille, sociabilité, créativité, en lien avec l'environnement.
Chakra du plexus solaire (Manipuraka)	Capacité de représentation, visions d'avenir, besoin d'agir, maîtrise du passé, désagrégation ; feu intérieur qui construit et détruit.
Chakra du cœur (Anahata).	Désir de vie, joie, amour, sympathie ; source de l'amour inconditionnel et désintéressé pour le prochain, pour chaque créature, pour chaque élément et pour toute la création.
Chakra de la gorge (Vishudda)	Pureté, éthique, savoir, conscience élargie, harmonie totale.
Chakra du front (Ajna)	Disparition de la dualité, régulation de tous les processus mentaux ; pensée rationnelle, intuition, inspiration, mémoire. Ici, l'homme se voit, se sent unifié – conscience, surconscience et subconscience fusionnent.
Chakra couronne (Sahasrara)	Etat de bonheur, la conscience individuelle s'unit à la conscience cosmique.

Où que mon chemin me conduise,
le ciel est mon toit,
le soleil apparaît chaque jour,
les étoiles montent la garde.
Josef Eichendorff

Le mot de la fin

C'est avec beaucoup de joie et de gratitude que je termine ce livre, car mes recherches et mon travail d'écriture m'ont aussi fait progresser personnellement. J'ai compris beaucoup de nouvelles choses qui me seront très utiles pour la suite de mon chemin. La leçon la plus importante a sans doute été la construction toujours renouvelée de la *confiance* – la confiance en une puissance supérieure. Quand j'ai commencé mes recherches, le «hasard» m'a fait rencontrer en peu de mois des personnes qui travaillaient scientifiquement ou pratiquement sur les mudras et qui les utilisaient déjà avec succès depuis des années. J'ai toujours eu des réponses à mes questions : par un sentiment intérieur, un livre, un média (presse écrite, radio, télévision), un appel téléphonique inattendu. C'est une expérience merveilleuse que j'ai faite à plusieurs reprises durant les derniers mois, et cela m'a montré une fois de plus qu'il existe quelque chose que nous ne pourrons jamais saisir – le grand mystère – le divin. Je vous raconte cela pour vous donner du courage. Je ne vaux pas un gramme de plus que vous – mais si j'ai reçu de l'aide, cette aide est aussi là pour vous, dans toutes les situations de la vie. Il faut seulement que vous vous y ouvriez.

Or cette confiance n'est pas aisée à mettre en place pour la plupart d'entre nous. Si vous êtes comme moi (et c'est sans doute pour cette raison que mon livre vous a parlé), il faut que vous travailliez constamment, comme je l'ai fait, à ce manque de confiance. Les comportement suivants m'ont aidée dans ce travail : faites silence en vous, aussi souvent que possible – quelques minutes suffisent. Prenez au sérieux tout ce qui vous rend insatisfait ou malheureux et cherchez une solution, avec *persévérance*. Tout défaut de santé ou de joie de vivre que nous ressentons parce que notre relation à nous-même, à notre prochain ou à notre activité n'est pas satisfaisante, revêt une signification particulière et est une sorte d'obstacle qu'il s'agit de surmonter. C'est un défi qu'il s'agit de relever pour avancer sur le chemin de notre vie.

Nous pouvons aborder nos difficultés existentielles en grinçant des dents ou en jouant de notre intuition. Et plus l'affaire est sérieuse, plus la légèreté de *l'humour* peut être d'un grand secours. L'humour nous fera aussi sauter au-dessus des plus grosses pierres d'achoppement. Peut-être nous placera-t-il sans autre forme de procès *sur* l'obstacle lui-même. Plus la pierre est haute, meilleure sera la vue d'ensemble ! Il est également important de *rester calme et ouvert*. Si dans un premier temps, cela ne marche pas, cela signifie certainement que quelque chose de meilleur vous attend. Il est souvent arrivé qu'une occasion me passe sous le nez, mais c'était toujours pour quelque chose de meilleur qui m'attendait. Parfois, une solution se présente qui, à première vue, ne paraît pas si bonne, et qui ne se révèle optimale qu'après coup.

Aussi sombre que puisse apparaître le moment présent, *profitez des petits agréments du quotidien*. En vous aussi dort un artiste de la vie ; or un tel artiste sait tirer le meilleur parti de toutes choses et transformer les petites joies en grands événements. Il s'y entend aussi, pour se choyer. Quand vous serez devenu un expert en la matière, vous pourrez aussi rendre heureux votre entourage avec cet art.

Il est toutefois important de savoir que tout ce qui doit se développer ainsi, la confiance, le calme, la persévérance ou l'humour, demande du temps. Il faut s'attendre à des revers et à des hauts et des bas. Ainsi, ce livre pourra vous accompagner un certain temps. Vous obtenez un résultat et mettez alors le livre de côté. Bientôt vous remarquez que les anciens schémas refont surface. Pas de problème. Reprenez le livre, et pratiquez plus intensément les mudras. Même si, en apparence, vous recommencez à zéro, vous vous apercevrez très vite qu'il n'en est pas ainsi. Vous verrez le livre avec d'autres yeux et découvrirez certainement en lui et en vous de nouvelles profondeurs. Nous pouvons voir notre chemin de vie comme une spirale qui serpente autour de la montagne jusqu'au sommet. Nous revenons toujours sur le même flanc de la montagne, là où le chemin est pénible, mais chaque fois à un niveau plus élevé. Poursuivons donc notre chemin, chargés de courage et ouverts sur la vie.

Restez toujours dans une *attente joyeuse*. Quelle rencontre allez-vous faire au prochain tournant ? Qu'est-ce qui vous attend ? Vous ne pouvez pas vous imaginer toutes les horreurs que je me représentais il y a quelques années, avant de pratiquer le yoga, toutes les choses terrifiantes que je m'imaginais pour un avenir proche ou plus éloigné. Mon imagination n'avait pas de bornes. Nous pouvons tout nous représenter. Le beau – ce qui nous rend heureux – ou chaque maladie, la solitude la plus profonde, l'appauvrissement, etc. Pourquoi ne pas attendre le meilleur, et voir ensuite sans crainte ce qui nous arrive ? J'ai appris à le faire, et suis en train de toujours affiner cette capacité. Essayez à votre tour – vous découvrirez à chaque tournant du chemin une nouvelle petite ou grande aventure. Je constate de plus en plus souvent que mes attentes se réalisent. C'est une loi cosmique.

Bref, pratiquez les mudras en silence, avec persévérance et attention. Cherchez toujours des solutions et restez ouvert à ce qui peut se présenter de nouveau. Attendez-vous toujours au meilleur – et réjouissez-vous de ce qui vous attend. Je vous souhaite de réussir, cher lecteur, chère lectrice.

Si vous avez envie, un jour, d'approfondir les thèmes qui marquent notre vie, n'hésitez pas à demander une documentation sur nos semaines de randonnées et de yoga dans les montagnes suisses. Une expérience préalable du yoga n'est pas nécessaire et les randonnées peuvent être adaptées aux besoins individuels.

Yogaschule am Wildbach
Felsenstrasse 12 a
CH – 8008 Zurich – SUISSE

Notes

1 Cette forme de yoga est la plus répandue en Occident. Elle comprend des exercices corporels, des exercices de purification et des exercices respiratoires.

2 Le but de cette forme de yoga est d'éveiller la force spirituelle qui sommeille en chaque être humain à l'extrémité inférieure de la colonne vertébrale, de la faire remonter par la colonne vertébrale jusqu'à ce qu'elle s'unisse au divin, au-dessus du sommet de la tête.

3 Lothar-Rüdiger Lütge : *Kundalini*, G. Trédaniel éd., p. 69.

4 Ingrid Ramm-Bonwitt : *Mudras – Geheimsprache der Yogis*. Couverture.

5 Une des grandes formes de l'adoration divine dans l'hindouisme moderne. On y vénère principalement Shakti, l'épouse du dieu Shiva, considérée comme la «Mère divine».

6 J'ai relevé cette indication et toutes les suivantes de Keshav Dev sur l'effet des mudras dans l'article «Yoga mit dem kleinen Finger» de Ram Panjaabi, dans *esotera* 9/88.

7 Lutz Berer : «Die Magie der heilenden Klänge», dans *esotera* 6/97, p. 27.

8 Voir note 6.

9 Dean Ornish : *Revolution in der Herztherapie*.

10 L'entraînement mental (Mentaltraining), développé par Günter et Margarete Friebe. Le couple a découvert en 1973 aux Etats-Unis les méthodes du Mind Control, Mind Development et Alphagenics. Ces méthodes ont été affinées au cours des 20 dernières années de sorte que l'on dispose aujourd'hui d'un origramme d'entraînement mental complet et très efficace.

11 Kim Tawm : *Geheime Übungen Taoïstischer Mönche*, p. 89.
12 Ibid.
13 Muscle pubococcygien situé au niveau du périnée, entre l'anus et les organes sexuels. Des recherches ont montré que la contraction de ce muscle agissait comme une pompe d'énergie pour le cerveau.
14 Jo Conrad et Benjamin Seiler : «Atmen Sie sich gesund», dans *ZeitenSchrift* 5/95, p. 5.
15 Sofie Rodelli : *Handübungen als Heilgymnastik*, p. 73.
16 Hermann Hesse : *Traumgeschenk*, p. 311.
17 Gerhard H. Eggetsberger : *Du tonus pour toute la journée*, p. 40.

Bibliographie

Bach, Edward : *La Guérison par les fleurs*, Courrier du Livre, 1986.

Da Silva, Kim : *La Santé entre vos mains : les mudras*, Trédaniel, 1997.

Eggetsberger, Gerhard : *Du Tonus pour toute la journée*, Souffle d'Or, 1997.

Namikoshi, Turo : *Le Livre complet de la thérapie shiatsu : santé et vitalité au bout des doigts*, Trédaniel, 1998.

Vincent, Philippe : *Une Gestuelle énergétique, les mudras*, Souffle d'Or, 1998.

Walter, Johann : *Vivre ses chakras à travers... les mudras*, Courrier du Livre, 1996.

Tawna, Kim : *Les Exercices secrets des moines taoïstes*, Trédaniel.

Trouver instantanément le mudra qu'il vous faut

Si vous recherchez une information détaillée sur l'effet d'un mudra, reportez-vous à la page indiquée en gras. Les autres numéros renvoient à des passages du texte où le mudra en question est cité dans un autre contexte.

Il se peut qu'un autre mudra, qui n'est pas spécialement conseillé pour le problème qui vous intéresse, vous soit plus utile. Chaque personne réagit d'une manière très personnelle aux mudras. Aussi, n'hésitez pas à expérimenter comme bon vous semble.

D

E

F

G

H

Crédit iconographique

p. 50/51 : Die Hand, Lori Reid, Munich 1997, p. 220/221
p. 54/55 : Handlesen, G. Hürlimann, Wettswil, p. 251 et 268
toutes les autres illustrations sont d'Ito Joyoatmojo.

Achevé d'imprimer en avril 2006
sur les presses de la Nouvelle Imprimerie Laballery
58500 Clamecy
Dépôt légal : avril 2006
Numéro d'impression : 603229

Imprimé en France